Pflegekompakt

Die Autoren:

PD Dr. med. H. J. Deuber, Internist und Nephrologe, langjährige Tätigkeit als Leitender Oberarzt und stellvertretender Leiter verschiedener Dialysezentren, seit vielen Jahren als Dozent an verschiedenen Einrichtungen tätig, arbeitet seit 2004 als Gutachter beim MDK; Dr. med. M. Engelmann, Internistin und Nephrologin; S. Mucha, Krankenschwester mit mehrjähriger Erfahrung in der Dialyse; Dr. med. I. Knetsch, Facharzt für psychotherapeutische Medizin, während der Facharztausbildung ein Jahr in einer nephrologischen Klinik tätig, seit 1998 als ärztlicher Psychotherapeut niedergelassen; Dipl.-Psych. H. Küster, psychologischer Psychotherapeut, nach mehrjähriger Tätigkeit in einer Klinik für Psychotherapie und Psychosomatik in eigener Niederlassung (Psychotherapie, Organisationsberatung und Supervision) tätig.

H. J. Deuber / M. Engelmann / S. Mucha
mit einem Beitrag von
I. Knetsch und H. Küster

Praxisleitfaden Dialyse

Verlag W. Kohlhammer

1. Auflage 2005

Umschlag: Gestaltungskonzept Peter Horlacher
Gesamtherstellung:
W. Kohlhammer Druckerei GmbH + Co. Stuttgart
Printed in Germany

ISBN 3-17-018519-5

Vorwort

Nachdem die Grundlagen für die Dialysebehandlung mit der Entdeckung der semipermeablen Membran (GRAHAM 1854) und der Diffusion durch eine Celloidin-Membran (ABEL, TURNER, ROWNTREE 1913) gelegt waren, erfolgte die erste Anwendung einer Dialyse beim Menschen im Jahre 1926 durch HAAS. Die erste CAPD wurde 1927 durch HEUSSER durchgeführt. Der Grundstein für die routinemäßige chronische Anwendung der Dialyse wurde allerdings erst 1945 durch KOLFF gelegt. Weitere Meilensteine der Dialyse-Entwicklung waren die Entwicklung eines Protyps eines Plattendialysators durch MAC NEILL 1947 und eines 2-Spulendialysators 1956 durch TRAVENOL. KIIL entwickelte 1960 den ersten Plattendialysator mit Cuprophan-Membran, dem 1967 der erste Kapillardialysator mit einer Celluloseacetat-Membran (Cordis Dow) folgte. Der erste Polysulfondialysator (F 60) wurde 1983 und der erste dampfsterilisierte Hämofilter (F60S) 1991 von FRESENIUS auf den Markt gebracht.

Die Dialysetechnik hat in den letzten Jahren einen hohen Sicherheitsstandard erreicht. Akute Komplikationen durch technisches Versagen kommen kaum mehr vor, sind aber dennoch denkbar. Deshalb sollte jeder, der Dialysepatienten versorgt, die Ursache solcher Pannen und deren Behebung kennen.

Die meisten Probleme, die pflegerisches und ärztliches Eingreifen erfordern, treten allerdings seitens des Patienten auf. Diese sind absolut gesehen selten, können aber bei einzelnen Patienten die Dialysebehandlung jedes Mal komplizieren. Durch das zunehmende Alter der Dialysepatienten und deren Multimorbidität konnte in den letzten Jahren eine deutliche Zunahme der Inzidenz von Komplikationen während und nach der Dialysebehandlung verzeichnet werden.

Auch Spezialindikationen mit extrakorporalem Kreislauf, wie z. B. die Lipidapherese oder Zellseparationen, nehmen immer mehr zu und konfrontieren zunehmend auch nicht Dialyse-geschultes Personal mit deren Komplikationsmöglichkeiten. Ähnli-

ches gilt für die kontinuierlichen Verfahren, die inzwischen auf jeder größeren Intensivstation ohne nephrologische Beteiligung durchgeführt werden.
Nicht zuletzt nimmt die Zahl der transplantierten Patienten immer mehr zu, so dass auch die damit potenziell verbundenen Probleme immer häufiger auch den Nicht-Spezialisten konfrontieren können.
Infolge der ausgefeilten Technik und der immer besseren Therapiemöglichkeiten werden die Patienten mit der Nierenersatztherapie immer älter. Dadurch treten immer mehr, früher kaum bekannte Langzeitkomplikationen auf. Aber auch die psychische Belastung der Patienten wird immer stärker, weshalb in diesem Kompendium auch ein Kapitel über psychosomatische Probleme des niereninsuffizienten Patienten aufgenommen wurde.
Aus diesen Gründen haben wir in diesem Buch versucht, in Ergänzung zu den verfügbaren Lehrbüchern zur Nierenersatztherapie ein griffiges und knapp gefasstes Kompendium zu erstellen, das für die tägliche Arbeit Hilfestellungen geben kann.

H. J. Deuber, M. Engelmann und S. Mucha

Inhalt

1 Nierenersatztherapie

1.1. Grundlagen

1.1.1 Physikalische Prinzipien

Der Stoffaustausch beruht bei den Verfahren der Hämodialyse, Peritonealdialyse, Hämofiltration und Hämodiafiltration auf der Diffusion oder Konvektion. Beide Vorgänge beruhen darauf, dass Wassermoleküle und in Wasser gelöste, niedermolekulare Moleküle eine semipermeable Membran relativ ungehindert passieren können. Größere gelöste Moleküle (z. B. Proteine) können diese Barriere nicht überwinden.

1.1.1.1 Diffusion

Der Vorgang der Diffusion beruht auf der zufälligen Bewegung der Moleküle, die dazu führt, dass einzelne Moleküle zufallsbedingt durch die Membran treten, wenn sie auf Membranporen treffen, die groß genug sind, um das jeweilige Molekül passieren zu lassen. Dieser Vorgang erfolgt in beide Richtungen. Die Wahrscheinlichkeit, eine derartige Pore zu treffen, erhöht sich mit der Häufigkeit der Membrankontakte und damit mit der Menge (Konzentration) der auf der jeweiligen Seite der Membran gelösten Moleküle. Dadurch erfolgt stets ein Nettofluss der Moleküle vom Ort ihrer höheren zum Ort ihrer niedrigeren Konzentration (☞ Abb. 1).
Neben der Konzentration ist auch die Größe des Moleküls von Bedeutung. Mit zunehmender Größe nimmt die Geschwindigkeit der Bewegung und damit die Wahrscheinlichkeit ab, auf die Membran zu treffen. Außerdem passen größere Moleküle durch weniger Poren und können damit schlechter ihrem Konzentrationsgradienten folgen. Dieser Umstand wird durch die Grenzporengröße beschrieben, die den größtmöglichen Moleküldurch-

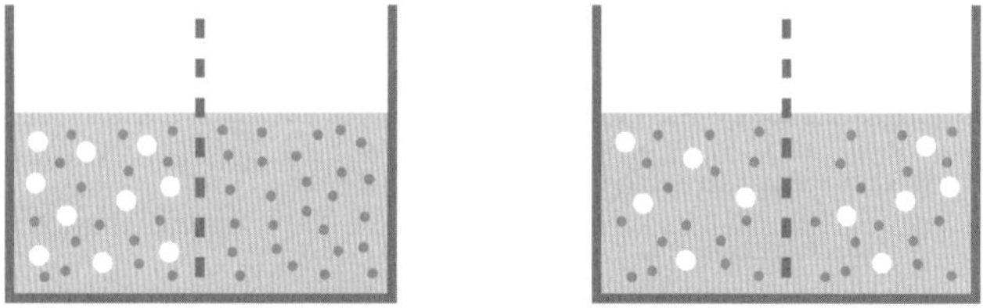

Abb. 1: Prinzip der Diffusion
In zwei durch eine semipermeable Membran voneinander getrennten Kammern gleicht sich die Konzentration der Moleküle einander an.

messer angibt, der die Poren der jeweiligen Membran gerade noch passieren kann.
Je höher das Molekulargewicht eines gelösten Moleküls ist, desto langsamer bewegt es sich und wird entsprechend seltener in Kontakt mit der Dialysatormembran kommen. Deshalb ist z. B. die Dialysierbarkeit von Kreatinin (Molekulargewicht: 113 D) um ca. 30 % niedriger als die von Harnstoff (Molekulargewicht: 60 D). Vitamin B_{12} (Molekulargewicht: 1355 D) wird sogar zu nur 25 % dem Blut entzogen.
Als Molekülgröße muss dabei allerdings der in wässriger Lösung vorhandene funktionelle Durchmesser (Stokes'scher Radius) betrachtet werden, der infolge angelagerter Wassermoleküle häufig die eigentliche Molekülgröße deutlich überschreitet.
Zusätzlich hat die Membran selbst Einfluss auf die Diffusion. Je dicker die Membran ist, je weniger Poren vorhanden sind und je kleiner diese sind, um so schlechter ist eine Diffusion möglich. Deshalb sind moderne „High flux"-Membranen extrem dünn und haben maximal große Poren. Auch das Ausmaß der die Membran umgebenden Wasserschicht ist relevant, da diese eine Konzentrationsveränderung der gelösten Moleküle in der nächsten Umgebung der Poren bewirkt und dadurch die von dem Konzentrationsgefälle der gelösten Moleküle bestimmte Diffusion beeinflusst. Die Dicke dieser Wasserschicht wird vom Membran-

material, aber auch von der Geometrie der Membran und der Dialysat- sowie Blutflussgeschwindigkeit bestimmt.

1.1.1.2 Konvektion

Anders als bei der Diffusion treten Wassermoleküle einer osmotischen Kraft oder dem hydrostatischen Druck folgend durch semipermeable Membranen. Im Wasser gelöste Moleküle, die infolge ihrer Oberflächenladung und Größe die Membranporen passieren können, werden zusammen mit den Wassermolekülen durch die Membranporen gezogen (Lösungszug) (☞ Abb. 2).
Daher sind im Gegensatz zur Diffusion die Molekülkonzentrationen beidseits der Membran vergleichbar. Der konvektive Stoffaustausch wird durch den hydrostatischen Druck bestimmt und unter anderem durch den transmembranösen Druck gesteuert. Je höher dieser ist, um so leichter treten dem Druckgefälle folgend Wasser und in ihm gelöste Moleküle durch die Membran. Auf der Blutseite der Membran besteht ein vom Blutfluss bestimmter Überdruck, auf der Dialysatseite ein vom Dialysatfluss abhängiger Unterdruck. Die Differenz beider Drücke wird als *transmembranöser Druck* bezeichnet. Dieser bestimmt,

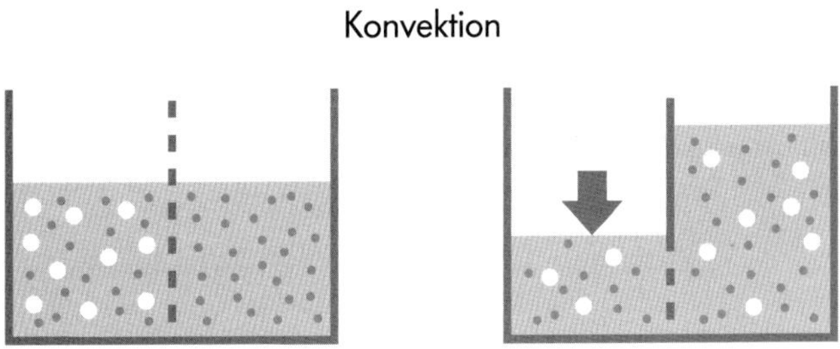

Abb. 2: Prinzip der Konvektion
Wird auf eine von zwei Kammern, die durch eine semipermeable Membran voneinander getrennt sind, Druck ausgeübt, nimmt dort das Volumen und damit proportional auch die Menge der Moleküle ab.

in welchem Umfang Wasser von der Blutseite zur Dialysatseite fließt.

Zusätzlich hängt die Ultrafiltration (Konvektion) vom Membranmaterial und der Porengröße ab, die eine Kenngröße für die Membran bzw. den Dialysator darstellen und im *Ultrafiltrationskoeffizienten* zusammengefasst werden. Dieser ist definiert als Volumen (ml), das die Membran pro Stunde und pro mmHg transmembranösem Druck passiert.
Bei der osmotischen Ultrafiltration ist nicht der flussabhängige, hydrostatische Druck die treibende Kraft, sondern die Differenz der beidseits der Membran im Blut bzw. dem Dialysat herrschenden Molekülkonzentrationen.

Die *Dialyseflüssigkeit* besteht aus höchst gereinigtem Wasser (Umkehrosmose), dem Natrium, Kalium, Kalzium, Magnesium, Chlorid, Glukose sowie Bikarbonat bzw. Azetat zugesetzt werden. Es enthält keine „Urämietoxine" bzw. niedermolekulare wasserlösliche Substanzen, wie Harnstoff und Kreatinin, die mit zunehmender Niereninsuffizienz nicht mehr ausreichend ausgeschieden werden können. Diese Moleküle diffundieren dem Konzentrationsgefälle folgend von der Blut- auf die Dialysatseite.

Im Intermediärstoffwechsel entstehen beim Menschen täglich 50–100 mval nichtflüchtige Säure, die bei Ausfall der Nierenfunktion nicht mehr ausgeschieden werden und daher durch physiologische Puffer (Eiweiß, Bikarbonat) neutralisiert werden müssen. Entsprechend beträgt die *Bikarbonatkonzentration im Plasma* (Normalwert: 24 mval/l) chronischer Dialysepatienten vor Beginn der Dialyse häufig nur 20–22 mval/l, kann aber in Einzelfällen sowohl deutlich niedriger als auch deutlich höher liegen.
Die überschüssige Säure wird während der Dialyse durch Bikarbonat, das dem Dialysat in einer Konzentration von meist 32 mmol/l beigesetzt wird, neutralisiert. Während einer 4-stündigen Dialyse steigt dadurch der Bikarbonatspiegel im Plasma von 20–22 mval/l auf ungefähr 26–28 mval/l.

Bei der Dialyse wird durch den kontinuierlichen, einander entgegengesetzten Fluss des Blutes und des Dialysates entlang der semipermeablen Membran verhindert, dass sich ein Fließgleichgewicht einstellt, bei dem auf beiden Seiten der semipermeablen Membran die Molekülkonzentrationen gleich sind. Mit dem Blutstrom kommt mit Retentionsmolekülen maximal beladenes Blut über die semipermeable Membran mit damit minimal belasteter, frischer Dialyseflüssigkeit in Kontakt. Dadurch wird der Diffusionsgradient maximal (☞ Abb. 3).

Durch Diffusion und Konvektion ist die Konzentration aller Moleküle, die die Dialysatormembran passieren können, im Blut am Ausfluss des Dialysators (venös) niedriger als am Einfluss (arteriell). Für diffusible Moleküle, wie Harnstoff (Molekulargewicht: 60 D), beträgt die Konzentrationsdifferenz zwischen arteriellem (Bluteintritt) und venösem (Blutaustritt) Schenkel aus dem Dialysator bis zu 70 %. Als praktische Kenn- und Vergleichsgröße dient das theoretisch pro Minute von einem bestimmten Molekül komplett befreite Blutvolumen (*Molekülclearance*):

$$Cl\,(ml/min) = \frac{C_{ven}\,(mg/dl) \times F(ml/min)}{C_{art}(mg/dl)}$$

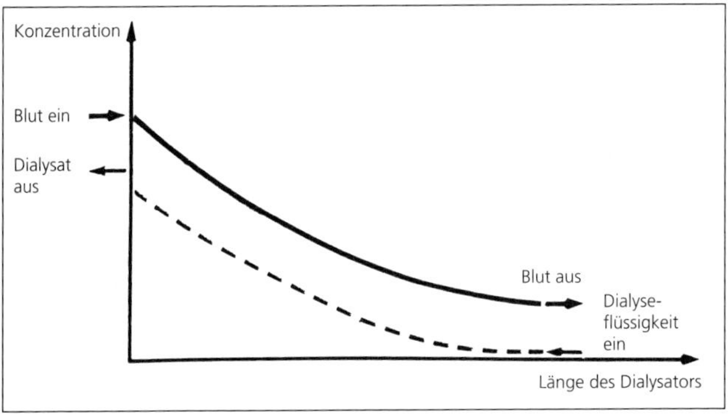

Abb. 3: Gegenstromprinzip
Durch die gegensinnige Stromrichtung von Blut und von Dialyseflüssigkeit ist gewährleistet, dass stets ein maximales Konzentrationsgefälle herrscht.

Cl Clearance des Dialysators
C_{ven} Konzentration im venösen Schenkel (Ausfluss aus dem Dialysator)
C_{art} Konzentration im arteriellen Schenkel (Einfluss in den Dialysator)
F Blutflussgeschwindigkeit (ml/min)

z. B.:
C_{art} von Harnstoff = 120 mg/dl
C_{ven} von Harnstoff = 80 mg/dl
Blutfluss = 200 ml/min

$$Cl = \frac{80 \times 200}{120} = 133 ml/min$$

Diese physikalischen Gegebenheiten beschreiben eine optimale Situation des Stoffaustausches. In der Realität ist die Entgiftung meist schlechter, da Blut keine wässrige Lösung darstellt. Abhängig vom betrachteten Molekül können Konzentrationsunterschiede dadurch entstehen, dass es in korpuskuläre Blutbestandteile (Erythrozyten, Leukozyten) aufgenommen oder an Plasmaproteine gebunden wird. So beträgt z. B. die Harnstoffkonzentration im Erythrozyten ca. 85 % derjenigen des Blutes. Da Harnstoff aber ein extrem leicht diffusibles Molekül ist, wird seine Elimination dadurch kaum beeinflusst.

Bis zu einer maximalen Blutflussgeschwindigkeit besteht eine Proportionalität zur Diffusionskapazität. Bei noch schnellerem Blutfluss nimmt der Entzug der im Blut gelösten Moleküle ab, da dann die Kontaktzeit zur Membran für Diffusions-/Konvektionsprozesse zu gering wird (☞ Abb. 4).
Bei Erwachsenen gilt eine Blutflussgeschwindigkeit von 200 bis 300 ml/min als Optimum. Auch die *Dialysatflussgeschwindigkeit* beeinflusst die Clearance kleiner, gut permeabler Moleküle. Üblich ist eine Dialysatflussgeschwindigkeit von 500 ml/min. Je niedriger die Flussrate ist, desto geringer ist die Clearance und um so weniger Dialysatflüssigkeit wird verbraucht. Die Clearance großer Moleküle (z. B. Vitamin B_{12}) lässt sich durch veränderte Flussgeschwindigkeiten nur wenig verändern.

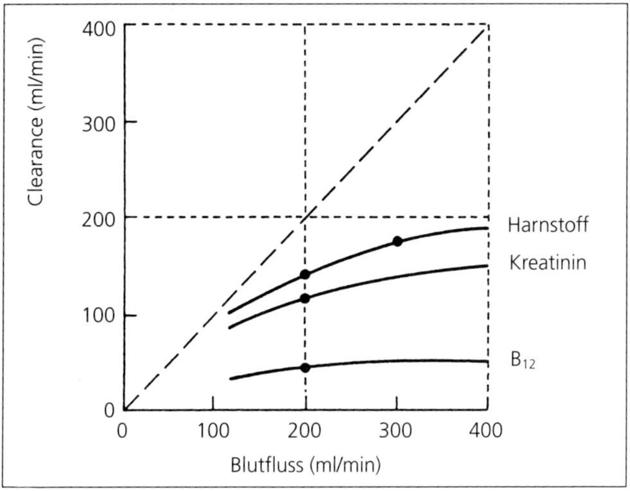

Abb. 4: Kontaktzeit
Die Clearance jedes Moleküls wird auch durch dessen Kontaktzeit mit der Dialysatormembran und damit dem Blutfluss bestimmt.

1.1.1.3 Ultrafiltration

Neben der Entgiftung muss bei terminal niereninsuffizienten Patienten stets auch Wasser entzogen werden, das durch Trinken und Essen aufgenommen oder durch den Intermediärstoffwechsel entstanden ist.

Hinweis
Idealerweise sollte der Patient zwischen zwei Dialysebehandlungen, d. h. in der Regel innerhalb von 48 Stunden maximal 3 kg Körpergewicht (= 3 l Flüssigkeit) zunehmen, sodass bei einer Dialysezeit zwischen 3 und 4 Stunden stündlich maximal 1 l Volumen entzogen wird. Hinsichtlich der zu entfernenden Volumina muss das am Ende der Dialyse zum Spülen des extrakorpora-

len Kreislaufs erforderliche Volumen (Abhängeflüssigkeit) von 200 bis 300 ml addiert werden. Ferner sind die Volumina der während der Dialyse zugeführten Flüssigkeiten (Essen, Trinken, Infusion) zu addieren.

Während der Dialyse beträgt der im extrakorporalen Blutkreislauf herrschende Druck ca. 50–100 mmHg, kann aber abhängig von Flusswiderständen (Hemmung des Ausflusses aus dem Dialysator, sehr hoher Blutfluss) bis auf 250 mmHg ansteigen. Auf der Dialysatseite besteht in der Regel ein Unterdruck von maximal 450 mmHg (unterbrochener Einfluss der Dialyseflüssigkeit). Höhere Druckdifferenzen könnten zur Zerstörung der Dialysatormembran führen.
Die Ultrafiltrationsrate der meisten „Low flux"-Dialysatoren liegt zwischen 2 und 6 ml/mmHg/Stunde. Hieraus lässt sich der erforderliche transmembranöse Druck bestimmen, um das gewünschte Volumen zu entziehen. Dieser wird von der Dialysemaschine als dialysatseitiger Unterdruck erzeugt.

$$\text{TMP(mmHg)} = \frac{V_{ges}(\text{ml})}{\text{UF(ml/mmHg/Stunde)} \times \text{Dialysezeit(Stunden)}}$$

TMP Transmembranöser Druck
V_{ges} Gesamtvolumen, das während der Dialyse zu entziehen ist
UF Ultrafiltrationsfaktor des Dialysators

Beispiel:
UF = 5 ml/mmHg/Stunde
V = 3500 ml + Abhängeflüssigkeit = 200 ml + Trinken/Essen während der Dialyse = 300 ml $\Rightarrow$ V_{ges} = 3500 ml + 200 ml + 300 ml = 4000 ml

$$\text{TMP (mmHg)} = \frac{4000\text{ ml}}{5\text{ ml/mmHg/Stunde} \times 4\text{ Stunden}}$$

$$= 200\text{ mmHg}$$

Im Klinikalltag werden diese Berechnungen automatisch durch die Dialysemaschinen vorgenommen, wenn die Dialysezeit und das zu entziehende Volumen eingegeben wird. Grundsätzlich muss man sich aber bewusst sein, dass der vom Hersteller angegebene Ultrafiltrationsfaktor in vitro bestimmt wurde und damit im klinischen Alltag meist nicht erreicht wird. Die bei der Behandlung erzielbaren Ultrafiltrationsraten der Dialysatoren sind meist 5–30 % niedriger als die in vitro bestimmten. Dafür verantwortlich sind u. a. die Proteinkonzentration und der Hämatokrit. Ferner nimmt die Ultrafiltrationsrate des Dialysators ab, wenn eine Thrombosierung der Membranoberfläche des Dialysators auftritt.

1.1.1.4 Dialysator

Der Dialysator besteht aus einer Kammer, die dicht gepackt entweder Fasern (Kapillaren) oder Platten enthält, die als semipermeable Membran die Blutseite von der Dialysatseite des extrakorporalen Kreislaufs trennen. Auf beiden Schmalseiten des Dialysators existieren zwei Anschlüsse, einer für den Zufluss von Dialyseflüssigkeit bzw. Blut, einer für den Abfluss von Dialysat bzw. Blut (☞ Abb. 5).

Im Vergleich mit *Plattendialysatoren* (70–100 ml) weisen *Kapillardialysatoren* ein geringeres Füllvolumen (60–90 ml) auf. Dieses steigt auch bei höherem transmembranösen Druck nicht an, während sich bei einem Plattendialysator die in Schichten liegenden Platten (Sandwichtechnik) etwas in das Dialysat vorwölben und dadurch das Blutvolumen im Dialysator steigen lassen.

Infolge leichter auftretender Thrombusbildungen ist das Restblutvolumen in Kapillardialysatoren tendenziell höher als bei Plattendialysatoren, was zu einem chronischen geringen Blutverlust führt.

Im Gegensatz zu Plattendialysatoren müssen Kapillardialysatoren ein Füllmaterial (z. B. Isocyanat) enthalten, in dem die Kapillaren verankert sind und durch das sie stabilisiert werden. Dieses kann es erschweren, nach der Sterilisation Reste von Äthylenoxid zu beseitigen.

Daneben kann auch das Füllmaterial selbst allergisierend wirken.

Beide Dialysatortypen können wieder verwendet werden.

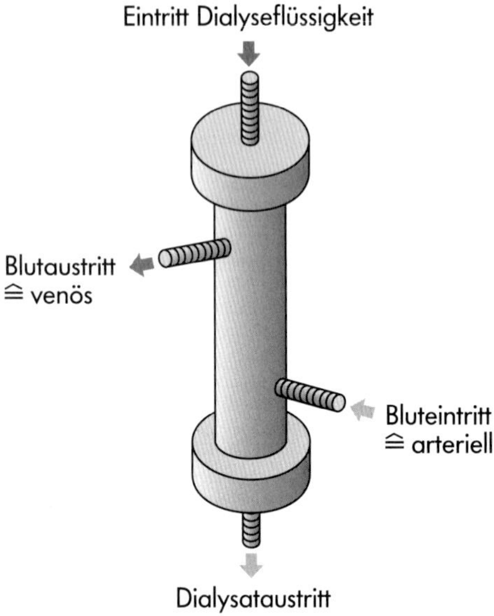

Abb. 5: Dialysator
Die modernen Dialysatoren gehören großteils zu den Kapillardialysatoren. Die mit hellem Pfeil gekennzeichnete Seite dient dem Bluteintritt in und dem Dialysataustritt aus dem Dialysator. Entsprechend dient der dunkel gekennzeichnete Pfeil dem Blutaustritt aus und dem Eintritt der Dialyseflüssigkeit in den Dialysator.

Membranmaterial

Für die Dialyse stehen drei grundsätzlich verschiedene Typen von Membranen zur Verfügung:

- Zellulose
- modifizierte Zellulose
- synthetische Membranen.

Die *Zellulose* wird aus Baumwolle gewonnen und am häufigsten als Dialysatormembran verwendet. Zellulose zeichnet sich durch zahlreiche freie Hydroxylgruppen aus, durch deren chemische Modifikation die Membraneigenschaften verändert werden können. So ist z. B. bei der Zelluloseazetatmembran eine größere Anzahl dieser Hydroxylgruppen mit Azetat verestert. Bei der Hemophanmembran sind diese an tertiäre Aminogruppen gebunden. Synthetische Membranen bestehen z. B. aus Polyacrylonitril (PAN), Polysulfon und Polymethylmetacrylat (PMMA).

Es wird vermutet, dass die große Anzahl freier Hydroxylgruppen auf der Membranoberfläche während des Blutkontaktes bei der Dialyse das Komplementsystem aktiviert. Dementsprechend erfolgt die Aktivierung des Komplementsystems deutlich seltener und schwächer, wenn substituierte Zellulosemembranen oder *synthetische Membranen* mit weniger freien Hydroxylgruppen verwendet werden. Die Komplementaktivierung ist ebenfalls vermindert, wenn die Zellulosemembran wiederverwendet wird, vermutlich infolge einer Proteinummantelung oder Wechselwirkung mit der Membranoberfläche während der erstmaligen Verwendung. Aber auch die Wiederverwendung und damit erforderliche Sterilisation/Desinfektion kann zu einer vermehrten Komplementaktivierung führen, indem durch die Desinfektion denaturierte Reste von Eiweiß als Antigen wirken können.

Tab. 1: Beispiele aktuell verfügbarer Dialysatoren

Dialysator	Firma	UF	Ist-CL	Krea-CL	P-CL	B_{12}-CL	OF		Membran	Steri
Polyflux 140H	Gambro	52	193	180	174	127	1,4		Polyarylethersulfon/Polyvinylpyrrolidin/ Polyamid	Dampf
Polyflux 170H	Gambro	65	195	184	178	134	1,7		Polyarylethersulfon/Polyvinylpyrrolidin/ Polyamid	Dampf
Polyflux 210H	Gambro	78	281	259	250	183	2,1		Polyarylethersulfon/Polyvinylpyrrolidin/ Polyamid	Dampf
LunDia Alpha 400	Gambro	4,8	158	129	113	44	0,9	53	Cuprophan®	ETO
LunDia Alpha 500	Gambro	6,1	173	146	131	55	1,2	62	Cuprophan®	ETO

Dialy-sator	Firma	UF	Ist-CL	Krea-CL	P-CL	B_{12}-CL	OF		Membran	Steri
LunDia Alpha 600	Gambro	8,3	179	155	145	74	1,6	83	Cuprophan®	ETO
LunDia Alpha 700	Gambro	11,2	186	167	152	83	1,6	99	Cuprophan®	ETO
LunDia PRO 100	Gambro	2,2	71	58	49	24	0,4	25	Gambrane®	ETO
LunDia PRO 200	Gambro	3,5	114	94	78	45	0,6	49	Gambrane®	ETO
LunDia PRO 500	Gambro	8,2	162	138	122	80	1,2	92	Gambrane®	ETO
LunDia PRO 600	Gambro	9,6	174	154	134	90	1,6	99	Gambrane®	ETO
GFE 12	Gambro	6,0	177	151	140	51	1,3	65	Cuprophan®	ETO
GFE 15	Gambro	6,4	182	162	145	56	1,5	75	Cuprophan®	ETO
GFE 18	Gambro	8,3	190	170	155	70	1,8	95	Cuprophan®	ETO
GFS 12	Gambro	6,5	177	151	140	51	1,3	65	Cuprophan®	Dampf

Dialysator	Firma	UF	Ist-CL	Krea-CL	P-CL	B_{12}-CL	OF		Membran	Steri
GFS 16	Gambro	8,2	189	171	157	59	1,6	90	Cuprophan®	Dampf
GFS Plus 11	Gambro	5,5	171	144	148	48	1,1	60	Hemophan®	Dampf
GFS Plus 12	Gambro	6,8	180	156	160	60	1,3	70	Hemophan®	Dampf
GFS Plus 16	Gambro	9,4	190	170	171	72	1,7	95	Hemophan®	Dampf
GFS Plus 20	Gambro	11,4	192	173	176	84	1,8	100	Hemophan®	Dampf
Polyflux 11	Gambro	42	175	158	149	102	1,1	85	Polyamid	ETO
Polyflux 14	Gambro	52	182	168	162	112	1,4	100	Polyamid	ETO
Polyflux 14S	Gambro	52	182	168	162	112	1,4	100	Polyamid	Dampf
Polyflux 17	Gambro	58	185	172	166	121	1,7	115	Polyamid	ETO

Dialy- sator	Firma	UF	Ist-CL	Krea-CL	P-CL	B_{12}-CL	OF		Membran	Steri
Polyflux 21	Gambro	68	188	175	171	131	2,1	145	Polyamid	ETO
FH 22 H	Gambro	max. TMP 600					0,2	13	Polyamid	ETO
FH 66 D	Gambro	max TMP 600					0,6	55	Polyamid	ETO
Hämo- filter 14	Gambro	max TMP 600					1,4	90	Polyamid	ETO
Hämo- filter 20	Gambro	max TMP 600					2,0	130	Polyamid	ETO
F4	Fresenius	2,8	155	128	78	32	0,7	42	Polysulfon®	ETO
F5	Fresenius	4,0	170	149	103	45	1,0	63	Polysulfon®	ETO
F6	Fresenius	5,5	180	164	123	60	1,3	82	Polysulfon®	ETO
F7	Fresenius	6,4	184	169	132	68	1,6	98	Polysulfon®	ETO

Dialy-sator	Firma	UF	Ist-CL	Krea-CL	P-CL	B_{12}-CL	OF		Membran	Steri
F8	Fresenius	7,5	186	172	138	76	1,8	110	Polysulfon®	ETO
F4HPS	Fresenius	4,3	160	131	95	50	0,7	42	Polysulfon®	Dampf
F5HPS	Fresenius	6,2	174	152	120	65	1,0	63	Polysulfon®	Dampf
F6HPS	Fresenius	8,5	183	167	140	80	1,3	86	Polysulfon®	Dampf
F7HPS	Fresenius	9,8	186	172	150	90	1,6	98	Polysulfon®	Dampf
F8HPS	Fresenius	11,1	188	175	156	102	1,8	110	Polysulfon®	Dampf
F10HPS	Fresenius	18,0	193	180	170	125	2,4	138	Polysulfon®	Dampf
F40	Fresenius	20	165	140	138	80	0,7	42	Polysulfon®	ETO
F50	Fresenius	30	178	160	158	100	1,1	63	Polysulfon®	ETO
F60	Fresenius	40	185	172	170	118	1,3	82	Polysulfon®	ETO
F40S	Fresenius	20	165	140	138	80	0,7	42	Polysulfon®	Dampf
F50S	Fresenius	30	178	160	158	100	1,1	63	Polysulfon®	Dampf
F60S	Fresenius	40	185	172	170	118	1,3	82	Polysulfon®	Dampf
F70S	Fresenius	50	190	177	174	127	1,6	98	Polysulfon®	Dampf
HF80	Fresenius	55	192	180	177	135	1,8	110	Polysulfon®	ETO

Dialy-sator	Firma	UF	Ist-CL	Krea-CL	P-CL	B_{12}-CL	OF		Membran	Steri
HF80S	Fresenius	55	192	180	177	135	1,8	110	Polysulfon®	Dampf
HDF 100S	Fresenius	60	195	190	185	160	2,4	138	Polysulfon®	Dampf
Crystal 2800ST	HOSPAL	31	165	143	120	71	1,0	110	AN69	Gamma
Crystal 3400ST	HOSPAL	36	174	155	132	83	1,3	120	AN69	Gamma
Crystal 4000ST	HOSPAL	46	181	167	145	95	1,5	145	AN69	Gamma
Nephral 200ST	HOSPAL	33	173	156	135	85	1,1	64	AN69	Gamma
Nephral 300ST	HOSPAL	40	181	166	146	96	1,3	81	AN69	Gamma
Nephral 400ST	HOSPAL	50	189	176	156	111	1,7	98	AN69	Gamma
Nephral 500ST	HOSPAL	65	195	185	170	129	2,2	126	AN69	Gamma

Dialy-sator	Firma	UF	Ist-CL	Krea-CL	P-CL	B_{12}-CL	OF		Membran	Steri
Arylane H1	HOSPAL	58	179	167	158	114	1,04	77	PAES/PVP	Gamma
Arylane H4	HOSPAL	62	185	175	167	124	1,4	98	PAES/PVP	Gamma
Arylane H6	HOSPAL	69	190	181	174	132	1,6	111	PAES/PVP	Gamma
Arylane H9	HOSPAL	88	194	187	182	148	2,0	140	PAES/PVP	Gamma
Arylane M4	HOSPAL	15,4	185	173	151	101	1,4	91	PAES/PVP	Gamma
Arylane M6	HOSPAL	18,5	189	178	159	109	1,6	109	PAES/PVP	Gamma
Arylane M9	HOSPAL	23,0	194	187	179	128	2,0	137	PAES/PVP	Gamma
Diacepal 12	HOSPAL	15	179	158	131	71	1,2	63	Cellulosediacetat	Gamma
Diacepal 14	HOSPAL	17,5	186	169	147	85	1,4	68	Cellulosediacetat	Gamma

Dialy-sator	Firma	UF	Ist-CL	Krea-CL	P-CL	B_{12}-CL	OF		Membran	Steri
Diacepal 16	HOSPAL	19,5	190	174	154	89	1,6	88	Cellulosediacetat	Gamma
Diacepal 20	HOSPAL	26,6	194	183	166	103	2,0	113	Cellulosediacetat	Gamma
HG 100	HOSPAL	1,6	72	62	57	19	0,2	18	Hemophan	Gamma
HG 400	HOSPAL	4,5	169	148	140	52	0,9	47	Hemophan	Gamma
HG 500	HOSPAL	6,4	182	164	151	64	1,1	58	Hemophan	Gamma
HG 600	HOSPAL	7,4	187	178	160	82	1,6	88	Hemophan	Gamma
HG 700	HOSPAL	11,0	193	183	172	97	2,0	113	Hemophan	Gamma

Clearances bei Blutfluss 200 ml/min und Dialysatfluss 500 ml/min
Highflux ; Hämofilter
UF = Ultrafiltrationsfaktor (ml/mmHg/h), Hst-Cl = Harnstoff-Clearance (ml/min), Krea-Cl = Clearance (ml/min), P-Cl = Phosphat-Clearance (ml/min), B_{12}-Cl = Vitamin B_{12}-Clearance (ml/min), OF = Oberfläche (m^2), V = Füllvolumen (ml), Membran = Membranmaterial, Steri = Sterilisationsverfahren
Molekulargewichte: Harnstoff 60 D; Kreatinin = 113 D; Phosphat = 142 D; Vitamin B_{12} = 1355 D

Sterilisation
Am häufigsten wird eine Sterilisation des Dialysators durch *Exposition mit Äthylenoxid* durchgeführt. Dadurch können, wenn auch sehr selten, anaphylaktische Reaktionen während der Dialyse auftreten, wenn Patienten eine Allergie gegen Äthylenoxid entwickelt haben. Als Alternative steht die *γ-Bestrahlung* oder die *Autoklavierung* (Dampfsterilisation) zur Verfügung.

1.1.1.5 Dialyseflüssigkeit

Bei jeder Hämodialysebehandlung benötigt ein Patient ca. 120 l Wasser. Alle kleinmolekularen, in der Dialyseflüssigkeit gelösten Substanzen können per Diffusion in das Blut des Patienten übertreten.

Achtung
Deshalb ist es von außerordentlicher Wichtigkeit, das zur Dialyse verwendete Wasser zu reinigen.

Für einige dieser gelösten Stoffe wurden bereits *schädigende Wirkungen* nachgewiesen. *Aluminium* kann zur Knochenschädigung, fortschreitenden neurologischen Störung und Anämie sowie *Kupfer* und *Chloramin* zur hämolytischen Anämie führen. Chloramin wird häufig der öffentlichen Wasserversorgung beigesetzt, um die Bakterienkontamination zu minimieren. Dialysewasser muss nicht vollständig steril sein, da die Dialysatormembran normalerweise eine wirksame Barriere sowohl für Bakterien als auch für Endotoxine darstellt. Die *Keimzahl* sollte allerdings sicherheitshalber *unter 200 KBE/ml* gehalten werden (im Dialysat < 2000 KBE/ml).
Pyrogenreaktionen wurden in Einzelfällen bei Verwendung von „High flux"-Dialysatoren und Bikarbonat-haltigen Dialyseflüssigkeiten berichtet. Dies kann darauf beruhen, dass das Bikarbonat mit Bakterien oder Endotoxinen kontaminiert ist, wodurch die Monozyten im Blut stimuliert werden können, Interleukin-1 zu bilden. Hohe Konzentrationen von Interleukin-1 im Blut können zur Pyrexie und möglicherweise anderen Nebenwirkungen führen (β_2-Mikroglobulin-Ablagerungen).

Das Wasser für die Dialyse wird üblicherweise durch *Umkehrosmose* gewonnen. Bei dieser wird Wasser durch eine semipermeable Membran mit Poren gedrückt, die klein genug sind, um den Durchtritt niedermolekularer gelöster Moleküle wie Harnstoff, Natrium und Chlorid zu verhindern. Durch die Umkehrosmose werden mehr als 90 % der primären Verunreinigungen beseitigt und meistens ein Wasser gewonnen, das für die Dialyse ausreichend sauber ist. *Ionenaustauschharze* entfernen alle Ionen aus dem Wasser. *Aktivkohle* entfernt zusätzlich nichtionische Verunreinigungen.

Um ein Ausfällen von Kalzium- bzw. Magnesiumkarbonaten zu verhindern, wird bei der Bikarbonatdialyse das Dialysat in Form von zwei Komponenten bereitgestellt. Eine *Bikarbonatkomponente* und eine *Säurekomponente,* wobei die letztgenannte kleine Mengen von Lactat oder Azetat und die gesamte Menge des Kalziums und Magnesiums enthält. Beide Komponenten werden mit dem Dialysewasser in der Dialysemaschine gemischt, um die endgültige Dialyseflüssigkeit herzustellen. Bei der *Vermischung* entsteht Kohlendioxid, das als Kohlensäure den *pH-Wert des Dialysates* senkt (7,0–7,4), wodurch Kalzium und Magnesium in der endgültigen Bikarbonatdialyseflüssigkeit in Lösung bleiben. Da dennoch eine geringe Restneigung zur Präzipitation bestehen bleibt, ist bei der Bikarbonatdialyse immer die Gefahr einer Verkalkung der Dialysemaschine im Dialysatkreislauf gegeben.

1.1.1.6 Dialysemaschine

Eine Dialysemaschine besteht aus

- Blutpumpe
- Leitungssystem für die Dialyseflüssigkeit
- entsprechenden Sicherheitsmessfühlern und -anzeigen.

Blutpumpe
Die Blutpumpe bewegt das Blut aus einer Fistel oder einem Katheter vom Patienten weg durch den Dialysator und danach zurück zum Patienten in die Fistel bzw. den Katheter. Bei Erwachsenen wird im extrakorporalen Kreislauf üblicherweise ein Blutfluss von 200–300 ml/min gewählt.

Dialyseflüssigkeit

Die Dialyseflüssigkeit muss in der Maschine auf eine Temperatur zwischen 34 und 39 °C erhitzt werden, bevor sie in den Dialysator gelangt, um in ihr enthaltenes Gas zu entfernen. Üblicherweise erfolgt dies, indem das erhitzte Wasser einem Unterdruck ausgesetzt wird. Dieser wird durch eine Pumpe in dem Teil der Leitung, der vom Dialysator zum Abfluss führt, aufgebaut, indem die Zuleitung der Dialyseflüssigkeit zum Dialysator teilweise verschlossen wird (anpassbarer Einflusswiderstand).

Monitor

Um die Sicherheit des extrakorporalen Kreislaufs zu gewährleisten, verfügen alle Dialysemaschinen über Kontroll- und Sicherheitseinrichtungen. Zu diesen gehören Druckfühler, Luftfalle und Luftdetektor sowie Leitfähigkeits-, Temperatur- und Flusskontrolle.

Druckmonitore

Typische Lokalisationen für die Druckkontrollen sind in Flussrichtung des Blutes gesehen vor der Blutpumpe und unmittelbar hinter dem Dialysator. Erstere überwacht, wie stark der Unterdruck ist, der beim Ansaugen des Blutes entsteht, letztere, unter welchem Druck das Blut in den Körper des Patienten zurückfließt. Beide Druckmonitore lösen Alarme aus bzw. unterbrechen den extrakorporalen Kreislauf, wenn vorgegebene Druckwerte über- oder unterschritten werden. Dadurch eignen sich die Monitore auch zur Überwachung, ob Blut aus dem System verloren geht.

Druck im venösen Schenkel des extrakorporalen Kreislaufs (Venendruck)

Der Venendruck kann bis auf 200 mmHg steigen, wenn ein Kunststoffinterponat im Shunt verwendet wird, da der hohe arterielle Druck im Implantat häufig auf die Vene übertragen wird. Auch bei einem für das Lumen der Dialysekanüle zu hohen Blutfluss kann der Venendruck im extrakorporalen Kreislauf ansteigen. Häufig gibt ein ansteigender Venendruck den ersten Hinweis auf eine beginnende Thrombosierung des extrakorporalen Kreislaufes, die durch unzureichende Heparinisierung, venösen

Abflussproblemen im Shunt (Stenose, Spasmus) oder durch eine ungünstig platzierte oder dislozierte Kanüle verursacht sein kann.

Da bei hohem Venendruck die Ultrafiltration im Dialysator unkontrolliert steigen und auch der Shunt des Patienten geschädigt werden kann, sollte die Ursache schnellstens beseitigt werden. Bei Thrombosierung des Dialysators wird dieser mit physiologischer Kochsalzlösung gespült. Falls dies erfolglos ist, muss vor Fortsetzung der Dialyse der thrombosierte Dialysator ausgetauscht werden. Abflusshindernisse oder eine ungünstig liegende venöse Nadel können durch kurzfristiges Ausschalten der Pumpe, Abklemmen des venösen Schenkels und Instillation der venösen Nadel mit physiologischer Kochsalzlösung, wobei auf die hierzu erforderliche Kraft zu achten ist, überprüft und ggf. korrigiert werden.

Luftfalle und Luftdetektor
Diese liegen direkt hinter dem Venendruckmonitor und sollen verhindern, dass Luft, die in den extrakorporalen Kreislauf eingetreten ist, in den Blutkreislauf des Patienten gepumpt wird.

Leitfähigkeit
Falls die Dosierungseinheit bei der Dialyseflüssigkeitsmischung nicht funktioniert, entsteht eine zu verdünnte (hypoosmolar) oder konzentrierte (hyperosmolar) Dialyseflüssigkeit. Hyperosmolare Dialyseflüssigkeit kann zur Hypernatriämie und anderen Elektrolytstörungen, hypoosmolare Dialyseflüssigkeit zur Hämolyse oder Hyponatriämie führen. Da die Ausgangslösungen (Konzentrate) des Dialysates Elektrolytlösungen darstellen, kann der Grad deren Verdünnung und damit die Elektrolytkonzentration der Dialyseflüssigkeit durch deren elektrische Leitfähigkeit überwacht werden.
Häufig treten Leitfähigkeitsveränderungen dadurch auf, dass der Schlauch der Wasserzufuhr abgeknickt oder der Wasserdruck niedrig ist, was beides zu einem geringeren Wasserangebot für die Maschine führt. Die häufigsten Ursachen einer verminderten Leitfähigkeit sind ein leerer Konzentratbehälter oder ein Defekt der Proportionierungspumpe.

Temperatur der Dialyseflüssigkeit
Wird zu kühle Dialyseflüssigkeit verwendet, besteht geringe Gefahr, solange der Patient nicht bewusstlos ist, da er wie bei Kältereiz mehr Körperwärme bilden und dies wahrnehmen kann. Wird dagegen eine Dialyseflüssigkeit verwendet, die heißer als 42 °C ist, kann eine Hämolyse einsetzen. Deshalb muss auch die Temperatur der Dialyseflüssigkeit kontrolliert werden.

Bypassklappe
Falls entweder die Leitfähigkeit oder die Temperatur der Dialyseflüssigkeit außerhalb der vorgegebenen Grenzen liegt, wird eine Bypassklappe aktiviert, die das Dialysat unter Umgehung des Dialysators direkt in den Abfluss leitet.

Blutleckdetektor
Der Blutleckdetektor liegt im Dialysatausflussschlauch. Wenn der Detektor Blut im Dialysat findet, wird Alarm ausgelöst, da ein Membrandefekt vorliegen könnte, durch den Blut in das Dialysat verloren gehen könnte.
Fehlalarme können durch kleine Luftbläschen, bei ikterischen Patienten auf Bilirubin im Dialysat oder auf einen verschmutzten Sensor zurückgeführt werden. Bei Blutleckalarm wird am Dialysatorausfluss mit einem Teststreifen (Blut im Urin) überprüft, ob dem Dialysat Blut beigemengt ist. Ist ein Leck bestätigt, muss die Dialyse abgebrochen und das Blut dem Patienten möglichst zurückgeleitet werden.

Druckmonitor des Dialysatausflusses
Der Druck des Dialysatausflusses kann zusammen mit dem Druck des Blutausflusses verwendet werden, um den transmembranösen Druck zu berechnen und damit die Ultrafiltrationsrate abzuschätzen.

1.1.1.7 Gefäßzugang

Voraussetzung für die Dialyse ist ein funktionsfähiger Gefäßzugang, um den extrakorporalen Kreislauf zu ermöglichen. Bei der Peritonealdialyse ist entsprechend ein Peritonealdialysekatheter erforderlich.

Perkutaner Katheter in einer zentralen Vene

Tab. 2: Mögliche Zugangswege zur Implantation eines Dialysekatheters und deren Unterschiede

Vena subclavia	Vena femoralis	Vena jugularis interna
Verbleib über mehrere Wochen möglich	Entfernen innerhalb von 4 bis 72 Stunden	Verbleib über mehrere Wochen, bei Verwendung eines mit einem Cuff versehenen Katheters und Tunnelbildung länger möglich
erlaubt ambulante Dialysebehandlung	erlaubt ambulante Dialysebehandlung	erlaubt ambulante Dialysebehandlung
Röntgen erforderlich, Gefahr des (Hämato-) Pneumothorax	leicht zu legen	Übung erforderlich (Röntgen)
nicht bei septischen Patienten wegen Keimbesiedlung des Katheters	für jede Behandlung zu wechseln	nicht bei septischen Patienten wegen Keimbesiedlung des Katheters
häufig Thrombose oder Stenose der Vene	keine Daten	selten Thrombose oder Stenose der Vene

Zur Akutdialyse, zur Überbrückung der Zeit, bis ein Shunt punktionsfähig ist, oder auf Dauer, wenn eine Shuntanlage nicht möglich ist, werden *dicklumige ein- oder zweilumige Katheter* verwendet, die mittels *Seldinger-Technik* in eine der großen Venen (V. jugularis interna, V. subclavia, V. femoralis) implantiert werden. Während bei einlumigem Katheter oder bei Punktion des Shunts mit nur einer Nadel Pumpen erforderlich sind, die es ermöglichen, den Blutstrom wechselnd vom Patienten in den Dialysator und vom Dialysator in den Patienten zu leiten, ermöglichen doppellumige Katheter, deren beide Schenkel durch ein Septum voneinander getrennt sind, oder die Punktion des Shunts mit zwei Nadeln, einen kontinuierlichen Blutfluss vom Patienten zum Dialysator und zurück.

Für die chronische Dialysebehandlung sollte als Regel eine *arteriovenöse (AV-) Fistel* am nicht dominanten Arm angelegt werden, um Einschränkungen zu minimieren. Ideal wäre es, den Shunt ca. 2–6 Monate vor dem vorauszusehenden Dialysebeginn anzulegen. Sowohl bei der End-zu-Seit- als bei der Seit-zu-Seit-Anastomose ist die Durchblutung der Peripherie der Extremität gesichert, ein vermindertes Blutangebot allerdings häufig (Steal-Phänomen). Bei der Seit-zu-Seit-Anastomose wird der arterielle Druck auf die Vene distal der Anastomose übertragen, was zu einem venösen Hochdruck und einem Schwellen der Hand führen kann. Die Seit-zu-End- (Arterie zu Vene) Anastomose verhindert den venösen Hochdruck der Hand, da die distale Vene verschlossen ist (☞ Abb. 6).

Die Kontrolle der Fisteln sollte täglich durch den Patienten selbst durch *Palpation (Schwirren)* und *Auskultation (Rauschen)* erfolgen.

Achtung
Am Shuntarm darf kein Stau angelegt werden, d. h., es dürfen keine Blutentnahmen außerhalb der Dialyse erfolgen und auch während der Dialyse keine Blutdruckmanschette etc. angelegt werden.

Wenn infolge schlechter Venenverhältnisse keine AV-Fistel angelegt werden kann, kann die Verbindung beider Gefäße mittels eines Interponates z. B. aus PTFE (Polytetraflouräthylen-Teflon) hergestellt werden. Diese *AV-Shunts mittels Gefäßprothese* weisen eine höhere Gefahr der Thrombosierung (> 70 % innerhalb von 3 Jahren) als Shunts zwischen nativen Gefäßen (< 30 %) auf. Die Anastomosierungen erfolgen meist zwischen der A. radialis und der V. basilica (geradlinig) oder zwischen der A. brachialis und der V. basilica (Schleife).

Im Gegensatz zum Shunt zwischen Arterie und Vene, bei der die Vene mindestens drei Wochen benötigt, um sich zu erweitern

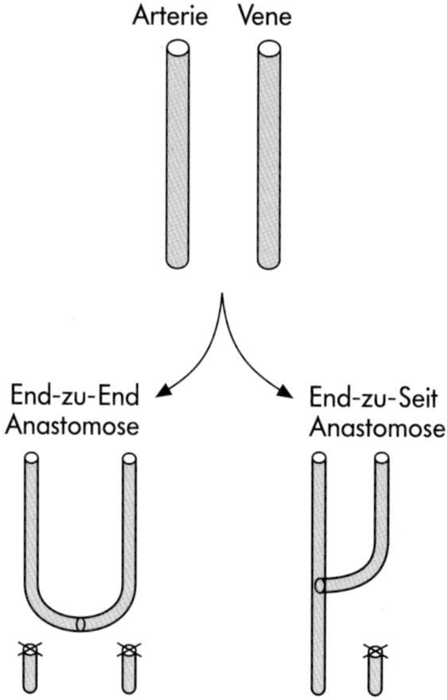

Abb. 6: Möglichkeiten der Anastomose
Die Anastomose zwischen Arterie und Vene kann hergestellt werden, indem beide Gefäße zur Peripherie hin abgeschnitten und miteinander anastomosiert werden. Die peripheren Stümpfe werden blind verschlossen. Es kann aber auch die Vene distal unterbunden werden und das proximale Ende seitlich mit der Arterie anastomisiert werden (End-zu-Seit).

und zu verdicken, ist bei arteriovenösen Kunststoffverbindungen eine sofortige Punktion möglich. Ideal wäre es aber auch hier, die Punktion 2–3 Wochen zu verzögern, um eine Heilung und Fibrosierung des subkutanen Tunnels zu ermöglichen. Eine vorzeitige Punktion könnte zum Blutaustritt entlang des Tunnels mit Bildung eines großen Hämatoms in der bestehenden Höhle führen, wodurch der Shunt komprimiert und damit die Gefahr einer Thrombosierung deutlich erhöht würde.

Merke
Die Punktion für den arteriellen Schenkel des extrakorporalen Kreislaufs erfolgt mindestens 3 cm, die für den venösen Schenkel mindestens 5 cm von der Anastomose entfernt. Bei der Punktion wird die Arterie (arterieller Schenkel des extrakorporalen Kreislaufs) immer distal der Vene (venöser Schenkel des extrakorporalen Kreislaufs) punktiert. Die arterielle Nadel kann entweder nach proximal oder distal gerichtet sein, die venöse Nadel sollte immer proximal in Richtung Herz gerichtet werden. Um den Shunt maximal zu schonen und gleichzeitig optimal nutzen zu können, sollten stets neue Punktionsstellen gesucht werden (☞ Abb. 7.2), wodurch auch die Ausbildung von Aneurysmata zumindest verzögert, wahrscheinlich sogar verhindert werden kann. In bestehende Aneurysmata sollte nicht punktiert werden.

1.1.1.8 Antikoagulation

Um die Thrombusbildung im extrakorporalen Kreislauf zu minimieren, muss dem extrakorporalen Kreislauf in der Regel ein Antikoagulans beigesetzt werden. Ausnahmen stellen meist nur Patienten dar, die mit dem oralen Antikoagulans Phenprocoumon behandelt werden. Diese benötigen keine oder nur eine minimale, meist nur am Anfang der Dialysebehandlung zu gebende,

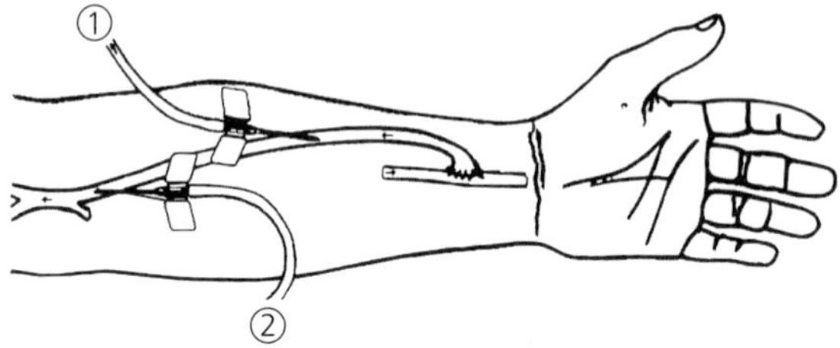

Abb. 7.1: Positionierung der Punktionskanülen

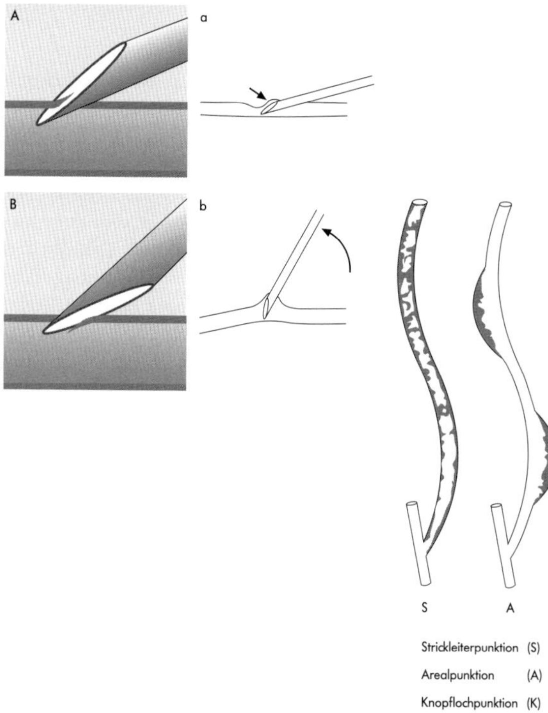

Abb. 7.2: Punktionstechnik

Bei der Punktion mit dem Schliff der Kanüle nach unten (B) wird im Gegensatz zur Punktion mit dem Schliff der Kanüle nach oben (A) der durchstochene Teil der Gefäßwand in das Gefäß gedrückt und dient nach Ziehen der Kanüle als „Deckel" für die Punktionsstelle. Der Wundverschluss soll bei dieser Punktionstechnik schneller erfolgen.

Bei Ansaugen der Nadel (a) kann diese oft durch leichtes Anheben (b) günstiger positioniert werden.

Beim Vergleich der Strickleiter(S)-, Areal(A)- und Knopfloch(K)punktion führt die meist geübte Arealpunktion am ehesten zur Ausbildung von Aneurysmata.

weitere zusätzliche Antikoagulation im extrakorporalen Kreislauf.

Da die Thromboseneigung im extrakorporalen Kreislauf durch die Fremdoberfläche des Schlauchsystems und vor allem des Dialysators (ca. 1,2–1,5 m^2) extrem gesteigert ist, wird die Antikoagulation vor diesem zugegeben. Als Standard hat sich zur Antikoagulation *Heparin* etabliert, das initial als Bolus zu Dialysebeginn in einer Dosis von 2.500 bis 7.500 IE und kontinuierlich während der gesamten Dialysezeit in einer stündlichen Dosis von 1.000 bis 2.500 IE gegeben wird. Dieses Antikoagulans wird mit Nebenwirkungen der Dialysetherapie wie Juckreiz, Haarausfall, Fettstoffwechsel- oder immunologischen Störungen (HIT: Heparin-induzierte Thrombozytopenie) und erhöhter Blutungsgefahr in Beziehung gebracht.

Um diese Nebenwirkungen zu vermeiden, wurden in den letzten Jahren *niedermolekulare Heparine* entwickelt, die aus Bruchstücken der üblichen, konventionell eingesetzten Heparine bestehen. Diese weisen eine deutlich höhere bzw. spezifischere Hemmung des Faktors anti-Xa als Standard-Heparine auf, weshalb sie bei gleicher antithrombotischer Wirkung deutlich geringere gerinnungshemmende Wirkung zeigen. Die beschriebenen Nebenwirkungen treten bei deren Einsatz nicht oder zumindest deutlich seltener auf. Die erforderliche Dosis beträgt ca. ²/₃ der entsprechenden Dosis eines unfraktionierten Heparins, also initial ca. 1.000–5.000 anti-Xa-Einheiten als Bolus und 500–1.000 anti-Xa-Einheiten pro Stunde als kontinuierliche Gabe.

Auf Grund ihrer spezifischeren Wirkung kann im Gegensatz zu Standard-Heparinen die Dosierung von niedermolekularen Heparinen nicht mittels globaler *Gerinnungstests*, wie dem Quick-Test, der PTT, der TZ oder der während der Behandlung durchführbaren Bestimmung der Gerinnungszeit überwacht und adaptiert werden. Diese Tests würden nur eine deutliche Überdosierung niedermolekularer Heparine erfassen.
Eine ähnliche Problematik ergibt sich bei dem Versuch, das im Körper noch befindliche Heparin mit Protamin zu neutralisieren. Während dies bei unfraktionierten Standard-Heparinen problemlos in einem Dosisverhältnis von 1:1 möglich ist, kann bei

Gabe niedermolekularer Heparine nur eine Antagonisieriung von ca. 66–70 % der applizierten Dosis des niedermolekularen Heparins erreicht werden.

Neben den Heparinen stehen noch *Citrat, Hirudin* und *Danaparoid* zur Verfügung. Diese müssen bei heparininduzierter Thrombozytopenie eingesetzt werden, konnten sich aber bisher nicht als Alternative zur Gabe von Heparinen durchsetzen.

1.1.1.9 Dialyseintensität

Üblicherweise erfolgt heute die Dialysebehandlung der Patienten *dreimal wöchentlich* über *jeweils 4–5 Stunden*. Dabei sollte die Harnstoffkonzentration am Ende der Dialyse zwischen 40 und 45 % (bei hoher Proteinzufuhr zwischen 30 und 40 %) des Ausgangswertes betragen. In Einzelfällen (gute Restdiurese, geringer interdialytischer Volumenzuwachs, keine Neigung zur Hyperkaliämie, gute Compliance und Diät) kann auch eine ein- bis zweimalige wöchentliche Dialyse genügen.
Zur Kontrolle der Dialyseeffektivität dient die Berechnung von $K \times t/V$, wobei K die in vivo bestimmte Harnstoffclearance des Dialysators (l/Stunde), t die Dialysedauer (Stunden) und V das Volumen des Gesamtkörperwassers (l) bezeichnet. In der Praxis kann das Volumen des Gesamtkörperwassers als 60 % des Körpergewichts und die Harnstoffclearance der Dialysatoren als 70 % der Blutflussgeschwindigkeit angenommen werden.

1.1.1.10 Blutkontrollen

Sofort nach der Dialyse können zur *Bestimmung von Harnstoff, Natrium, Kalium und Kalzium* Blutproben entnommen werden, obschon ein gering ausgeprägter, aber schnell einsetzender Zuwachs der Konzentration von Harnstoff im Plasma um 5 bis 10 % auftritt, der noch nicht erklärbar ist.
Die Blutabnahme kann aus der arteriellen Nadel erfolgen, wenn vorher aus dem Schlauch das (Totraum-) Blut entfernt wurde. Ansonsten können durch möglicherweise auftretende Rezirkulationen falsch zu niedrige Werte gemessen werden. Dieser Fehler tritt besonders leicht bei der „Single needle"-Dialyse auf.

Kalium

Die Kaliumkonzentration im Serum des Patienten wird nicht nur durch die Dialyse direkt beeinflusst, sondern auch durch den Ausgleich der Azidose, wodurch Kalium aus dem Blut in die Zellen transportiert wird. Auch die Absorption von Glukose führt zu einer Kaliumaufnahme in die Zelle. Mit einer Kaliumkonzentration im Dialysat von 2 mmol/l kann eine 25 %ige Verminderung der Kaliumkonzentration im Plasma unterstellt werden, wenn eine 30 %ige Senkung der Harnstoffkonzentration im Plasma erreicht wird.

Unter intensivmedizinischen Bedingungen kann bei extrem hohen Kaliumkonzentrationen im Serum oder ineffektiver Dialyse auch gegen eine Dialyseflüssigkeit mit Kaliumkonzentrationen von 0 mmol/l oder 1 mmol/l dialysiert werden. Die dabei auftretende rasche Senkung der Kaliumkonzentration im Serum der Patienten kann aber zu lebensbedrohlichen Rhythmusstörungen führen. Lässt sich die Kaliumkonzentration im Serum der Patienten während einer Dialysebehandlung gut senken oder besteht bereits zu Beginn der Dialysebehandlung keine Hyperkaliämie, sollte eine Dialyseflüssigkeit mit Kaliumkonzentrationen von 3,0 mmol/l oder sogar 4,0 mmol/l gewählt werden. Alternativ oder ergänzend kann es in Einzelfällen sogar erforderlich werden, Kalium während der Dialyse zu substituieren (Obst, Brausetablette, Kalium-Perfusor).

Natrium

Die Natriumkonzentration kann im Dialysat *zwischen 135 mmol/l und 150 mmol/l variiert* werden. Normalerweise werden 140 mmol/l verwendet. Höhere Konzentrationen sind mit gesteigertem Durstempfinden und daraus folgend Gewichtszunahmen zwischen den Dialysebehandlungen verbunden. Natriumkonzentrationen von weniger als 135 mmol/l im Dialysat prädisponieren zur Entwicklung von Hypotonien und Krämpfen.

Glukose

In manchen Fällen wird Glukose (200 mg/l) dem Dialysat zugesetzt, um Hypoglykämien auszugleichen, die bei der Dialyse auftreten könnten.

Kalzium
Die üblicherweise verwendete Kalziumkonzentration des Dialysates beträgt *1,75 mmol/l*. Kalziumkonzentrationen von weniger als 1,5 mmol/l können zur leichteren Entstehung von Hypotonien während der Dialysebehandlung und zu einer negativen Kalziumbilanz führen. Um die Gefahr einer Übersuppression des Parathormons, Gefäßverkalkung oder adynamen Knochenerkrankung zu mindern, sollten die Kalziumkonzentrationen im Dialysat maximal 1,5 mmol/l, wahrscheinlich noch besser höchstens 1,25 mmol/l betragen. Dies gilt insbesondere dann, wenn Calciumcarbonat bzw. Calciumacetat als oraler Phosphatbinder eingesetzt wird.

Magnesium
Normalerweise werden in der Dialyseflüssigkeit Magnesiumkonzentrationen von *0,25 bis 0,5 mmol/l* gewählt. Höhere Magnesiumkonzentrationen können eine häufig bestehende Hypomagnesiämie des Dialysepatienten ausgleichen und vermutlich auch zur Senkung der Parathormonkonzentrationen im Serum sowie der Krampfneigung beitragen. Eventuell über orale Phosphatbinder zugeführte Magnesiummengen müssen hierbei allerdings berücksichtigt werden. Im Gegensatz zum Kalziumstoffwechsel ist nur wenig über den Magnesiumstoffwechsel des Dialysepatienten bekannt.

1.2 Verfahren

1.2.1 Hämodialyse

Definition
Die Hämodialyse stellt die Standardmethode der Nierenersatztherapie dar. Sie kann als chronisch intermittierende Hämodialyse bei ambulanten Patienten und als kontinuierliche Hämodialyse bei Intensivpatienten durchgeführt werden. Sie beruht vor allem auf der Diffusion, wobei auch ein gewisser Anteil konvektiven Stofftransports, abhängig von dem zu ultrafiltrierenden Volumen, relevant ist.

Voraussetzung für eine Hämodialyse ist ein funktionierender extrakorporaler Kreislauf. Üblicherweise wird hierzu der Shunt mit zwei Kanülen punktiert, eine, um das Blut in den extrakorporalen Kreislauf zu leiten (Arterie), und die zweite, um das Blut von dort wieder in den Patienten zurückzuleiten (Vene). Sinngemäßes gilt auch für die Hämodialyse mit einem doppellumigen Katheter.

„Single needle"-Dialyse

Wird nur eine Nadel oder ein einlumiger Katheter verwendet, steht nur ein Zugang für die Entnahme (Arterie) und Rückgabe (Vene) des Blutes aus bzw. in den Patienten zur Verfügung, die alternierend für jeden dieser Zwecke genutzt werden muss. Bei einer solchen *„Single needle"-Dialyse* wird ein Y-Stück zwischen Zugang (Shunt oder Katheter) und dem extrakorporalen Kreislauf geschaltet. Während des ersten Abschnittes des Dialysezyklus wird die venöse Seite des Y-Stückes abgeklemmt und das Blut von der Blutpumpe durch den Schlauch in den Dialysator gepumpt. Da sich das extrakorporale System mit Blut füllt, steigt der Druck in diesem System an. Sobald im extrakorporalen Kreislauf ein vorher festgelegter Druck (d. h., die vorher festgelegte Menge Blut wurde dem Körper entzogen) oder eine vorher festgesetzte Zeit erreicht wird, stoppt die Blutpumpe, und die venöse Klemme wird geöffnet. Passiv, das aufgebaute Druckgefälle nutzend, oder unter Verwendung einer weiteren Blutpumpe wird das Blut dem Patienten zurückgeführt, bis eine vorher festgelegte Blutmenge oder Zeit erreicht ist. In beiden Fällen wird die venöse Seite erneut abgeklemmt und die arterielle Seite wieder aktiviert.

Manche Patienten bevorzugen die „Single needle"-Dialyse, da nur eine anstelle von zwei Nadeln erforderlich ist. Möglicherweise könnte die verminderte Zahl von Punktionen auch die Lebensdauer des Shunts verlängern. Die Dialyse über einen einlumigen Katheter entspricht stets einer „Single needle"-Dialyse. Die *Nachteile* der „Single needle"-Dialyse sind die *verminderte Dialyseeffizienz,* da der Gesamtblutfluss durch den Dialysator um etwa 50 % vermindert ist und zusätzlich eine Rezirkulation auftritt, indem aus dem extrakorporalen Kreislauf zurückgeleitetes

Blut teilweise unmittelbar wieder in den extrakorporalen Kreislauf abgezogen wird, ohne vorher im Körper zirkuliert zu sein.

Rezirkulation

Eine Rezirkulation kann viele Ursachen haben und ist besonders bei „Single needle"-Dialysen zu beachten. Das Ausmaß der Rezirkulation (in %) kann nach folgender Formel abgeschätzt werden:

$$R(\%) = 100 \times \left[\left(Hst_p - Hst_{art}\right)/\left(Hst_p - Hst_{ven}\right)\right]$$

R = Rezirkulation
Hst_p = Harnstoffkonzentration (mg/dl) peripher am kontralateralen Arm entnommen
Hst_{art} = Harnstoffkonzentration (mg/dl) arterielle Seite des extrakorporalen Kreislaufs
Hst_{ven} = Harnstoffkonzentration (mg/dl) venöse Seite des extrakorporalen Kreislaufs.

Besteht keine Rezirkulation ($R = 0$), ist $Hst_{art} = Hst_p$.

z. B.:
Hst_p = Harnstoffkonzentration im peripher gewonnenen Serum = 100 mg/dl
Hst_{art} = Harnstoffkonzentration aus arteriellem Schenkel = 80 mg/dl
Hst_{ven} = Harnstoffkonzentration aus venösem Schenkel = 20 mg/dl

$$R(\%) = 100 \times (100 - 80)/(100 - 20) = 25\%$$

Die Rezirkulation kann sehr hoch sein, wenn der Blutfluss durch den Shunt gering oder die Zykluszeit (Blutentzug, Blutrückgabe) kurz ist. Das Maß der Rezirkulation kann von Behandlung zu Behandlung von unter 10 % bis über 50 % variieren. Rezirkulation kann zu einer inadäquaten Dialyse führen, weshalb sie möglichst vermieden werden sollte.

Eine Rezirkulation tritt auch bei *Stenosierungen* im ableitenden oder im zuführenden Schenkel eines Shunts auf. Auch bei Dialyse über einem Doppellumenkatheter ist die Rezirkulation höher als bei einem Shunt, der mit zwei Kanülen punktiert wird, und nimmt zu, wenn arterieller und venöser Schenkel vertauscht werden. Die höchste Rezirkulation weisen *einlumige Katheter* auf.

Moderne Dialysemaschinen können die Rezirkulation automatisch anhand der Thermodilutionsmethode bestimmen, wenn die Dialyse mit zwei Kanülen erfolgt.
Klinisch kann der Verdacht einer Rezirkulation erhärtet werden, wenn durch punktuelle Kompression des Shunts zwischen Arterie und Vene der Unterdruck deutlich zunimmt, was zeigt, dass ein Teil des arteriell entzogenen Blutes dem Shunt retrograd entzogen wird. Dies ist gleichbedeutend mit einem zu geringen Blutfluss in Flussrichtung.

Transmembranöser Druck bei der „Single needle"-Dialyse

In der Regel wird bei der „Single needle"-Dialyse der Druck im Blutkompartiment des Dialysators hoch sein und sich regelmäßig mit dem Einfluss-Ausfluss-Zyklus verändern. Um den transmembranösen Druck zur Abschätzung der Ultrafiltrationsrate bestimmen zu können, muss der mittlere Druck des Blutkompartiments im Dialysator annäherungsweise geschätzt werden, indem zum Minimaldruck ein Drittel des Pulsdruckes (maximaler Druck – minimaler Druck) addiert wird.

Dialyse-Beginn

Neben der *Leistungsfähigkeit des Dialysators* sind die *Dauer der Dialysebehandlung* und der dabei verwendete *Blutfluss* die wichtigsten Parameter für die Intensität der Dialysebehandlung. Für die erste Behandlung, besonders wenn wegen deutlicher Urämie das Risiko für ein Dysäquilibrium groß ist, sollte die Länge der Dialyse zwei Stunden und der Blutfluss 150–200 ml/min nicht überschreiten. Das Risiko für das Auftreten eines Dysäquilibrium-Syndroms nimmt mit der vor Dialysebeginn im Plasma gemessenen Harnstoffkonzentration zu. Die Länge der zweiten

Dialyse kann auf 2,5–3 Stunden erhöht werden, und ab der vierten bis fünften Dialyse kann, abhängig vom Allgemeinzustand und dem Grad der Urämie des Patienten, die Dialysezeit auf 4–5 Stunden erhöht werden. Die Ultrafiltrationsrate des dabei verwendeten Dialysators sollte sich am erforderlichen Flüssigkeitsentzug orientieren.

Für einen in der Regel ausreichenden Volumenentzug von 500–1000 ml/h eignen sich für die Andialyse Dialysatoren mit einer Ultrafiltrationsrate von 3–4 ml/mmHg/h gut. Die Gefahr eines Dysäquilibriums besteht natürlich auch dann, wenn am Anfang der Dialysebehandlung Dialysatoren mit sehr hoher Harnstoffclearance eingesetzt werden, sofern nicht parallel dazu die Blutflussgeschwindigkeit deutlich unter 200 ml/min gesenkt wird.

Allgemeine Hinweise

Bei einer 4 Stunden dauernden Hämodialysebehandlung sollten nicht mehr als 4 l Flüssigkeit entfernt werden. Liegen keine Unterschenkelödeme, Anasarka, Lungenstauung oder Herzvergrößerung oder ein hoher zentralvenöser Druck vor, muss nur die Differenz zwischen aktuellem Gewicht und Sollgewicht zuzüglich der am Ende der Dialyse applizierten ca. 200 ml Spülflüssigkeit für den Dialysator und der ca. 300 ml Trinkmenge während der Dialyse entzogen werden.

Wenn während der ersten Dialysebehandlung mehr als 2 l Flüssigkeit entzogen werden müssen, sollte dem Dialysebeginn eine Ultrafiltration vorgeschaltet werden. Besteht eine klinisch relevante Hyperkaliämie, muss diese zuerst durch Dialyse beseitigt werden. Danach kann eine Ultrafiltration erfolgen. Bei zu geringen Blutflussraten (< 150 ml/min) steigt das Risiko einer Thrombosierung des Dialysators an. Deshalb sollte in derartigen Fällen die Antikoagulation erhöht werden.

Venenkatheter

Erfolgt die Dialyse über einen Venenkatheter, werden vor dem Anschluss an den extrakorporalen Kreislauf eventuell vorhandene Thromben und Restheparin aus jedem Lumen aspiriert, wobei gleichzeitig die Durchgängigkeit beider Lumina geprüft wird. Eventuell kann ein Anspülen des Katheters mit ca. 10 ml physiologischer Kochsalzlösung erforderlich werden. Nachdem die Initialdosis Heparin in den Katheter gespritzt wurde, kann der extrakorporale Kreislauf angeschlossen werden.

Die *anfängliche Flussgeschwindigkeit* im extrakorporalen Kreislauf sollte *nur 50 ml/min* betragen und *auf 100 ml/min gesteigert* werden, bis der gesamte extrakorporale Kreislauf mit Blut gefüllt ist. Das vom Blut verdrängte Füllvolumen des extrakorporalen Kreislaufs (Dialysator und Schlauchsystem) wird üblicherweise verworfen (blutig anhängen), um den Patienten keine darin gelösten Rückstände des Plastikmaterials (Weichmacher, Äthylenoxid etc.) zu infundieren. Bei hypovolämischen, kreislaufinstabilen Patienten kann es dem Patienten zum Erhalt einer intrakorporalen Volumenstabilität aber auch infundiert werden. In einem solchen Fall muss überlegt werden, ob mit einem größeren Volumen vorgespült wird, um auch letzte Reste von Rückständen zu eliminieren. Sobald der extrakorporale Kreislauf mit Blut gefüllt, in der Luftfalle ein ausreichender Blutspiegel aufgebaut und der extrakorporale Kreislauf auch über seinen venösen Schenkel mit dem Patienten verbunden ist, kann der *Blutfluss*, abhängig vom Blutangebot aus dem Shunt, *auf 150 bis 250 ml/min gesteigert* werden.

Danach werden die *Druckwerte* der arteriellen (Einfluss) und der venösen (Ausfluss) Druckabnehmer *kontrolliert* und die Alarmgrenzen ungefähr 20–50 mmHg ober- und unterhalb dieser aktuellen Werte eingestellt. Da bei Diskonnektion rasch Druckwerte von 0 mmHg erreicht werden, sollten die Alarmgrenzen auf derselben Seite des Druckes ober- bzw. unterhalb 0 liegen und die 0 nicht überschreiten. Jetzt kann der Dialysatfluss eingeschaltet werden. Der normale Einflussdruck liegt zwischen –20 und –80 mmHg. Kann nicht genug Blut gefördert werden, nimmt der Sog proximal der Blutpumpe zu, und der Alarm wird ausgelöst sowie die Blutpumpe abgeschaltet. Sobald sich der Druck wieder aufgebaut hat, wird die Blutpumpe wieder in Gang gesetzt.

Am Ende der Dialyse wird dem Patienten das im extrakorporalen Kreislauf befindliche Blut entweder durch *Zufuhr von Luft* (Gefahr der Luftembolie) oder einer *physiologischen Kochsalzlösung* retransfundiert. Die dem Patienten bei letzterem Vorgehen zusätzlich zugeführten 200 ml werden vorab in das zu entziehende Volumen einberechnet. Wird Luft zum Zurückgeben des extrakorporal liegenden Blutes verwendet, muss das zu entziehende Volumen nicht erhöht werden. Nach dem Lösen von der Kanüle wird mit einer Pumpengeschwindigkeit von 20–50 ml/min Luft in den arteriellen Schenkel des extrakorporalen Kreislaufs gesaugt und dadurch dem Patienten das aus dem Schlauchsystem verdrängte Blut retransfundiert. Sobald die Luftsäule die venöse Luftfalle erreicht oder im venösen Schenkel Luftbläschen auftreten, wird der venöse Schenkel abgeklemmt und die Blutpumpe ausgeschaltet, um keine *Gefahr einer Luftembolie* entstehen zu lassen.

Nach dem Abhängen vom extrakorporalen Kreislauf erfolgt nochmals eine Blutdruckkontrolle, und der Patient wird gewogen, sofern möglich. Das erreichte Gewicht wird mit dem Dialyseendgewicht (Sollgewicht, Trockengewicht) verglichen und dokumentiert.
Ursachen für einen höheren Gewichtsverlust als erwartet können sein:

- Fehlwiegung zu Beginn der Dialyse
- Rechenfehler
- geringere Flüssigkeitszufuhr während der Dialyse als erwartet
- fehlerhafte Steuerung der Dialysemaschine.

Ein *geringerer Gewichtsverlust* als erwartet kann ebenfalls auftreten durch:

- Fehlwiegung am Anfang der Dialyse
- Rechenfehler
- höhere Flüssigkeitszufuhr während der Dialyse als erwartet
- fehlerhafte Steuerung der Dialysemaschine
- verminderte Wasserpermeabilität des Dialysators infolge von Ablagerungen (Protein, Thromben, Fett) entlang der Membran
- Infusionen.

Um lösliche Allergene (z. B. Äthylenoxid) zu entfernen und damit anaphylaktische Reaktionen des Patienten beim Anschließen an den extrakorporalen Kreislauf zu verhindern, wird der extrakorporale Kreislauf inklusive *Dialysator* mit 1–2 l physiologischer Kochsalzlösung 20 Minuten lang gespült. Hierzu wird ein Blutfluss von 500 ml/min gewählt. Nach dem Spülen sollte die Dialyse innerhalb von 10 Minuten begonnen werden, da bei längeren Wartezeiten Äthylenoxid (ETO) aus dem Kunststoff gelöst werden könnte.

1.2.2 Hämofiltration

Die Hämofiltration kann als *chronisch intermittierende Hämofiltration bei ambulanten Patienten* und als *kontinuierliche Hämofiltration bei Intensivpatienten* durchgeführt werden. Sie beruht vor allem auf der Konvektion, wobei auch ein gewisser Anteil diffusiven Stofftransportes relevant ist.
Das Verfahren beruht darauf, dass dem extrakorporalen Kreislauf des Patienten kontinuierlich eine *Salzlösung* (Hämofiltrationsflüssigkeit) aus einer zentralen Osmose oder aus einzelnen, direkt an der Maschine angeschlossenen Beuteln, zugesetzt wird. Übliche Volumina sind 20–30 l. Die Substitution erfolgt, indem die Substitutionsflüssigkeit vor (Prädilution) oder nach dem Dialysator (Postdilution) dem extrakorporalen Kreislauf zugeführt wird (☞ Abb. 8).

Die zugegebene Substitutionsflüssigkeit wird durch die Hämofiltrationsbehandlung zusätzlich zum erforderlichen Volumenentzug, um das Trockengewicht zu erreichen, und der Abhängeflüssigkeit dem Patienten entzogen. Die dazu erforderliche Zeit wird durch den Ultrafiltrationsfaktor des Dialysators und dem Blutfluss im extrakorporalen Kreislauf bestimmt. Für das Verfahren der Hämofiltration eignen sich nur *Hochleistungs-(„High flux-")Dialysatoren* und Hämofilter mit einem entsprechend hohen Ultrafiltrationsfaktor. Um einen ausreichend hohen Blutfluss von minimal 250 ml/min zu gewährleisten, muss ein gut platzierter doppellumiger Katheter oder ein sehr gut funktionsfähi-

Prinzip der Hämodialyse

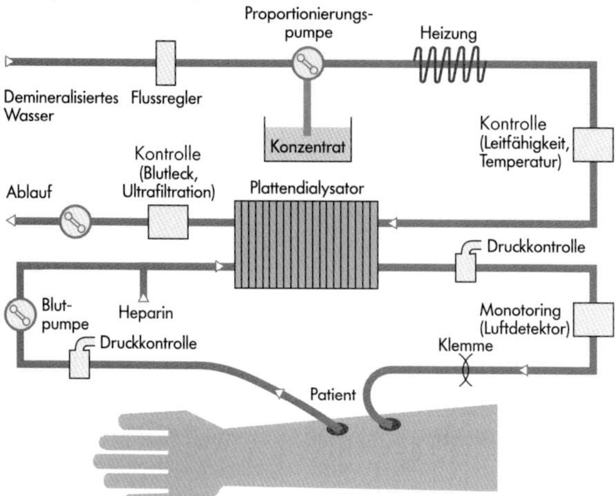

Prinzip der Hämofiltration

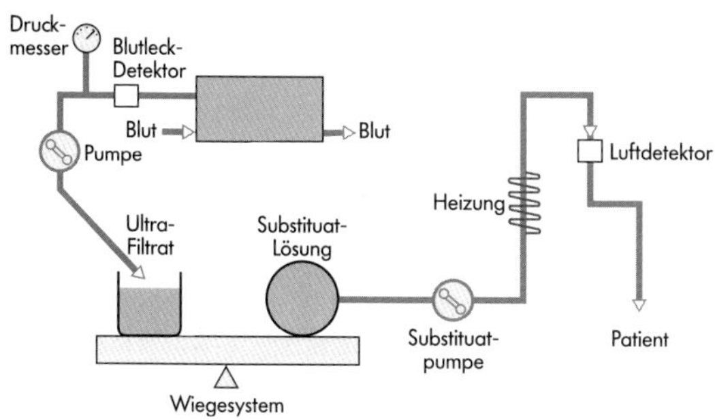

Abb. 8.1 und 8.2: Prinzip der Hämodialyse und Hämofiltration
Während die Hämodialyse hauptsächlich auf Diffusion beruht, steht bei der Hämofiltration die Konvektion als Stofftransport im Vordergrund.
Unter technischer Sicht ist der wesentliche Unterschied beider Verfahren, dass die Hämofiltration im Gegensatz zur Hämodialyse keine Dialyseflüssigkeit benötigt.

ger Shunt vorhanden sein. „Single needle"-Verfahren eignen sich nicht zur Hämofiltration.

Im Vergleich zur Hämodialyse ist die Entgiftung im mittel- bis hochmolekularen Bereich wegen der größeren Poren des Hämofilters besser, im Bereich der kleinen, gut wasserlöslichen Moleküle, wie Harnstoff und Kreatinin, aber auch Kalium, weniger gut (☞ Abb. 9). Ein *Vorteil* der Hämofiltration ist die *prinzipielle Unabhängigkeit von einem Wasseranschluss bzw. einer Osmose*, sodass sie an fast beliebigem Ort durchgeführt werden kann, sofern nur eine Stromversorgung sichergestellt ist. Wegen der höheren Flussgeschwindigkeit des Blutes im extrakorporalen Kreislauf werden in der Regel auch geringere Dosen an Antikoagulanzien benötigt. Unterstützt wird dies auch durch die Blutverdünnung im Prädilutionsmodus.

Die häufig zitierte bessere Kreislaufverträglichkeit und die geringere Häufigkeit von Mikroglobulin-Amyloidosen bei Hämofiltration beruhen wahrscheinlich auf der meist etwas unter der Körpertemperatur liegenden Temperatur der Substitutionsflüssigkeit und deren Sterilität bzw. Pyrogenfreiheit.

1.2.3 Hämodiafiltration

Mit der Hämodiafiltration wird versucht, die Vorteile der beiden Verfahren Hämodialyse und Hämofiltration zu kombinieren und die jeweiligen Nachteile zu minimieren (☞ Abb. 9). Um dieses Verfahren durchführen zu können, bedarf es ebenfalls eines Hochleistungs-(„High flux-")Dialysators, eines extrakorporalen Blutflusses von mindestens 250 ml/min, was eine „Single needle"-Dialyse ausschließt, einer leistungsfähigen Osmose zur Bereitstellung des Wassers für die Dialyseflüssigkeit und zusätzlich des Einsatzes der Substitutionsflüssigkeit. Diese kann über Beutel oder in modernen Maschinen auch „online" aus dem Osmosewasser hergestellt werden.

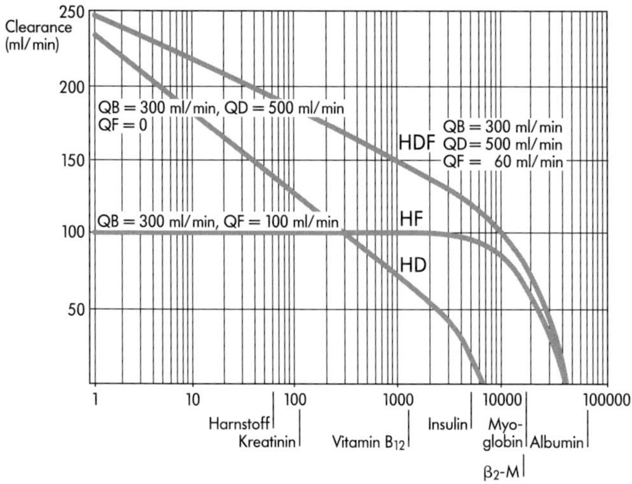

Abb. 9: Molekülgröße bei Hämodialyse und Hämofiltration Clearances für die Hämodialyse (HD), Hämofiltration (HF) und Hämodiafiltration (HDF) bei den angegebenen Blutflüssen (QB), Dialysatflüssen (QD) und Filtratflüssen (QF) in Abhängigkeit vom Molekulargewicht.

1.2.4 Peritonealdialyse

Bei der Peritonealdialyse dient das gut vaskularisierte Peritoneum als semipermeable Membran und ermöglicht diffusiven und konvektiven Stofftransport. Zusätzlich treten auch aktive Transportprozesse auf.

Man unterscheidet im Wesentlichen drei *Formen der Peritonealdialyse* (☞ Tab. 3):

- kontinuierliche ambulante Peritonealdialyse (CAPD)
- kontinuierliche zyklische Peritonealdialyse (CCPD)
- intermittierende Peritonealdialyse (IPD).

Die am häufigsten eingesetzte Form ist die CAPD, wobei in den letzten Jahren die CCPD in Form der jeweils nächtlich durchgeführten, Automat-gestützten Peritonealdialyse deutlich zugenommen hat.

Tab. 3: Vergleich der verschiedenen Formen der Peritonealdialyse

CAPD		CCPD		IPD	
Vorteile	Nachteile	Vorteile	Nachteile	Vorteile	Nachteile
Unabhängigkeit von Dialysezentren und Maschinen kontinuierliche Therapie	erhöhte Rate von Peritonitis mehrmals täglich Beutelwechsel	keine Notwendigkeit für Unterbrechungen der Aktivitäten während des Tages geringeres Risiko von Hernien und Katheterlecks	keine kontinuierliche Entgiftung	weniger Behandlungstage (3–4 pro Woche) nur 36–45 Stunden Behandlungszeit pro Woche	geringe Dialyseintensität

1.2.4.1 Katheter

Voraussetzung der Peritonealdialyse ist der *Peritonealkatheter,* bei dem es sich um einen geraden oder leicht gebogenen, relativ starren Schlauch handelt, der an seinem distalen Ende zahlreiche seitliche Löcher hat. Zur Implantation wird ein Metallstab oder ein biegsamer Draht verwendet, über den der Katheter geschoben wird. Da Katheter, die zur Akutdialyse vorgesehen sind, keine Muffen haben, die gegen eine Bakterieneinwanderung schützen, nimmt die Inzidenz von Peritonitiden nach dem dritten Tag deutlich zu. Deshalb müssen bei längerdauernder Notwendigkeit der Peritonealdialyse die für die akute Dialyse implantierten Katheter *regelmäßig entfernt* und durch einen *neuen Katheter* an anderer Stelle oder einen *permanenten Katheter* ersetzt werden.

Die zur chronischen Peritonealdialyse verwendeten Katheter werden aus Silikongummi hergestellt, haben ein oder zwei Takronmuffen und ebenfalls zahlreiche seitliche Löcher am distalen Ende. Die *Silikongummioberfläche* erleichtert die Epithelialisierung im subkutanen Tunnel, wodurch die Bakterienbesiedlung erschwert wird. Die *Takronmuffen* führen zu einer örtlich begrenzten Entzündungsreaktion, durch die innerhalb eines Monats durch Fibrosierung der Katheter in der vorgegebenen Lage fixiert und eine Bakterienbesiedlung hinter der Muffe im Kathetertunnel vermieden wird (☞ Abb. 10, S. 56).

Schwierigkeiten bei der Implantation

Die Implantation eines Peritonealdialysekatheters kann durch eine *präperitoneale Lage des Katheters* kompliziert werden, die an einer Schwellung und schlechtem Einlauf erkannt werden kann und eine Dialyse unmöglich macht. Der Katheter muss gewechselt werden.

Ein *blutig tingierter Rückfluss* kann auftreten, wenn kleine Gefäße der Bauchwand oder des Mesenteriums verletzt wurden. In diesem Fall wird der Rückfluss mit zunehmendem Spülen klar werden. Um Verklebungen zu verhindern, sollte der Dialyseflüssigkeit ca. 5.000 IE Heparin zugegeben werden.
Selten entstehen *starke Blutungen,* die ein Abfall des Hämatokrits oder Schockzeichen auslösen. Sie weisen auf eine *Verletzung eines intraabdominellen Blutgefäßes* hin, sodass als Notfallmaßnahme eine Laparoskopie erforderlich wird.
Eine *Polyurie* und *Glukosurie* können darauf hindeuten, dass die Harnblase punktiert wurde.

Faeces oder Luft im Ausfluss deuten auf eine *Verletzung des Darmes* hin. In manchen Fällen genügt es dann, den Katheter zu entfernen und den Patienten sorgfältig zu beobachten. Es sollte

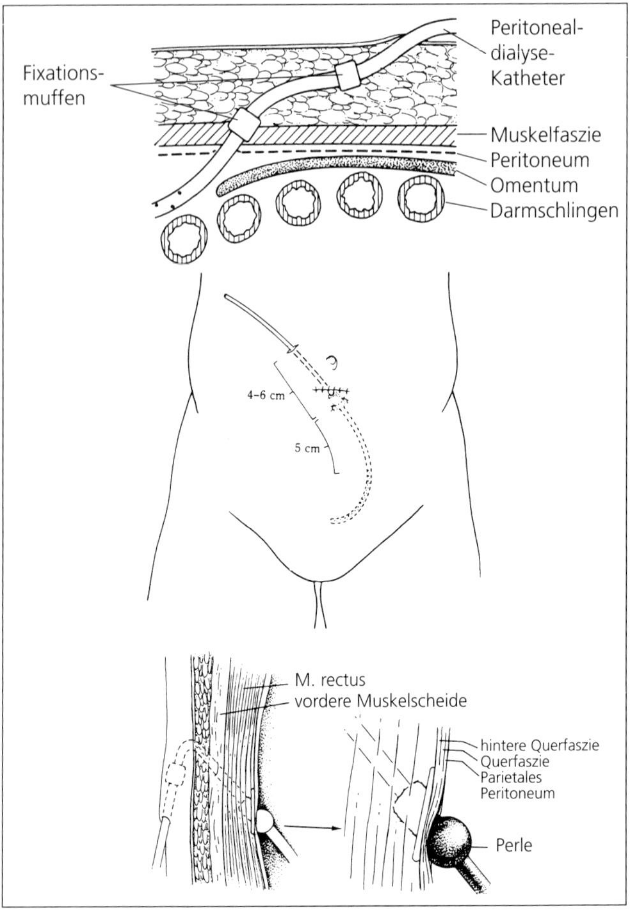

Abb. 10: Peritonealdialysekatheter-Fixierung
Die Fixierung des Peritonealdialysekatheters erfolgt mittels Muffen an der Faszie bzw. subkutan. Zusätzlich wird der Katheter nach seinem Austritt aus der Haut auf dieser noch mit Pflaster fixiert.

keine Peritonealdialyse durchgeführt werden, bis entweder der Darm ausgeheilt ist oder operativ versorgt wurde.

Katheterarten

Häufig wird der *Tenckhoff-Katheter* verwendet, der den leichten Einstrom von Flüssigkeit ermöglicht, die effektive Drainage des Abdomens allerdings variabler und schwieriger gestaltet, besonders während des letzten Abschnitts der Drainage. Den Tenckhoff-Katheter gibt es auch in gebogener Ausführung, sodass Ein- und Ausstrom von Flüssigkeit leichter als beim Standard-Tenckhoff-Katheter erfolgen. Dieser Katheter hat zahlreiche seitliche Löcher, um den Ausfluss zu erleichtern. Beim *Toronto-Western-Katheter* dienen zwei Silikonscheiben dazu, Omentum und Darm vom Exit fernzuhalten. Der *Lifecat-Katheter* endet in einem Raum, der aus zwei Scheiben und zahlreichen Säulen gebildet wird, um die Gefahr von adhäsionsbedingten Fehlfunktionen zu minimieren. Beim *Swan-Neck (Missouri)-Katheter* bilden tiefer und oberflächlicher Cuff einen Winkel von 150°, wodurch der Katheter nach unten aus der Haut und in das Peritoneum austreten kann. Durch diese Lage soll seltener ein Cuffdurchtritt entstehen und bei Entzündung der Austrittsstelle Eiter entlang des Schenkels nach unten fließen (☞ Abb. 11).

Eine Peritonitis kann meist durch Antibiotika beseitigt werden, ohne dass ein implantierter Katheter entfernt werden muss, der meist *mindestens ein Jahr* problemlos funktioniert.

Akutdialyse – Katheter und Schwierigkeiten

Für die Akutdialyse verwendete Katheter sind so gestaltet, dass sie mittels Führungsdraht blind in ein mit Flüssigkeit gefülltes Abdomen gelegt werden können. Die Häufigkeit dabei auftretender Komplikationen ist bei Patienten mit Ileus oder Adhäsionen infolge vorausgehender Abdominaloperationen erhöht.
Bei komatösen oder nicht kooperativen Patienten, die während der Implantation die Bauchdecke nicht anspannen können, ist die Implantation erschwert, sodass eine operative oder laparaskopische Implantation eines *Dauerperitonealkatheters* erwogen werden sollte.

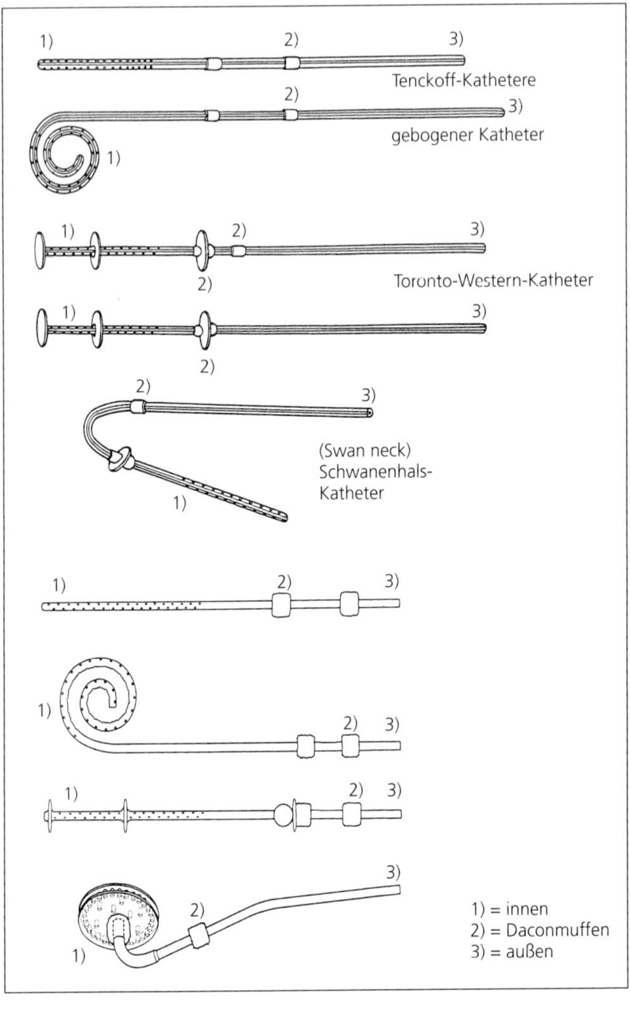

Abb. 11: Peritonealdialysekatheter
Verschiedene Typen der Peritonealdialysekatheter

Als Zutrittsstelle kann entweder eine in der Mittellinie oder eine in der lateralen Bauchwand liegende Stelle gewählt werden. Im ersten Fall erfolgt die Inzision ca. 3 cm unterhalb des Nabels, im zweiten genau lateral des Musculus rectus auf einer Linie zwischen Nabel und Spina iliaca anterior superior (rechts in der Nähe des McBurney-Punktes). Die linksseitige Implantation wird, da sie das Coecum ausspart, als weniger gefährlich als die rechtsseitige betrachtet. Von Stellen, an denen bereits Peritonealdialysekatheter implantiert waren, und anderen Narben sollte ein Abstand von 3 cm eingehalten werden. Die Blase muss leer sein, damit sie vom Stilett nicht verletzt werden kann.

Bei der *akuten Behandlung* mittels Peritonealdialyse wird die Peritonealdialyseflüssigkeit unmittelbar nach Legen des Katheters alle 30 Minuten bis alle 2 Stunden gewechselt, wobei die übliche *Behandlungsdauer 48–72 Stunden* beträgt. Danach wird der Katheter gezogen und bedarfsweise ein neuer gelegt. Da der Patient während der gesamten Behandlungszeit liegt, kann der erhöhte intraabdominelle Druck auch zu keinen Lecks an der Implantationsstelle führen.

1.2.4.2 Durchführung

Merke

Die Peritonealdialyse wird durchgeführt, indem 1–3 Liter einer glukosehaltigen (1,36 bzw. 2,72 bzw. 3,86 %igen) Salzlösung (Dialyseflüssigkeit) in die Peritonealhöhle gefüllt werden. Durch Diffusion und Ultrafiltration über das Peritoneum als semipermeable Membran wandern Moleküle vom Blut in das Dialysat, das regelmäßig entfernt und durch frische Salzlösung ersetzt wird. Gleichzeitig tritt wegen der Hyperosmolarität der Dialyseflüssigkeit Wasser aus dem Blut in diese über.

Die für den Molekülentzug (Diffusionsrate) wesentlichen Faktoren sind

- Konzentrationsgradient der Moleküle zwischen Blut und Dialysat
- Molekulargewicht des gelösten Moleküls
- Membranwiderstand gegen dieses Molekül.

Am Beispiel des Harnstoffs kann gezeigt werden, dass nach zwei Stunden nur noch ein geringer Nettotransfer vom Blut in das Dialysat erfolgt, weshalb das *Dialysat so oft wie möglich gewechselt* werden sollte. Der geschätzte Blutfluss durch die Peritonealmembran liegt zwischen 70 und 100 ml/min und bleibt auch bei deutlich erniedrigtem systemischen Blutdruck noch gut erhalten.

Im Gegensatz zur Hämodialyse, bei der ein Durchtritt von Molekülen, die größer als die Grenzporengröße der Membran sind, fast vollständig verhindert wird, besteht bei der Peritonealdialyse auch ein aktiver Transport großer Moleküle, sogar von Proteinen. Der *Proteinübertritt* (mehrere Gramm täglich) in das Dialysat ist eigentlich unerwünscht und muss durch entsprechend *eiweißreiche Diät* ausgeglichen werden. Er begünstigt aber die Elimination proteingebundener Urämietoxine durch die Peritonealdialyse. Die Permeabilität des Peritoneums steigt bei akuter Peritonitis und nimmt bei fibrotischem Umbau des Peritoneums (Peritonealsklerose) ab, was therapielimitierend ist.

Die zur osmotischen Ultrafiltration in der Dialyseflüssigkeit enthaltene *Glukose* wird resorbiert, kann die Therapie des Diabetes mellitus komplizieren und zur Adipositas sowie Hypertriglyzeridämie führen. Um die Glucoseresorption zu minimieren, sollte die Dialyseflüssigkeit nach zwei bis drei Stunden gewechselt werden. Die maximale Ultrafiltrationsrate wird mit möglichst *raschem Dialysatwechsel* erreicht (alle 30 Minuten). Da die Konzentrationen von Natrium und Chlorid im Plasma und im Dialysat vergleichbar sind, tritt für diese Ionen bei der Peritonealdialyse kaum ein Nettotransport auf.

Dagegen ist ein *Kalium- und Magnesiumentzug* aus dem Blut und per Diffusion eine *Kalziumsubstitution* in das Blut möglich. Werden Dialysate mit hoher Glukosekonzentration verwendet und rasche Dialyseflüssigkeitswechsel durchgeführt, ist die Natriumkonzentration im Dialysat niedriger als im Plasma. Während der üblichen kurzen Verweilzeiten kann sich kein Äquilibrium der Natriumkonzentrationen in Dialysat und Plasma ausbilden, weshalb dem Körper mehr Wasser als Natrium entzogen wird, was tendenziell zur Hypernatriämie führen kann. Dieser kann vorgebeugt werden, wenn eine Dialyseflüssigkeit mit niedrigem Natriumgehalt (< 132 mmol/l) verwendet wird.

Bei der CAPD beträgt die *Dialysatverweilzeit* während der Nacht meistens 10 Stunden, bei der CCPD während des Tages 10–15 Stunden. Nach 10 Stunden erfolgt bei 1,5 %iger Glukose enthaltendem Dialysat keine Netto-Ultrafiltration mehr (Reabsorption des Ultrafiltrats), noch später entsteht eine Netto-Absorption von Flüssigkeit aus dem Dialysat. Im Gegensatz dazu erfolgt bei Verwendung eines Dialysates mit einer Glukosekonzentration von 4,25 % selbst nach 10 Stunden oder länger noch eine gewisse Netto-Ultrafiltration und damit ein Wasserentzug. Deshalb ist es üblich, *bei sehr langen Verweilzeiten* ein *Dialysat mit hoher Glukosekonzentration* (2,5 % oder 4,25 %) zu verwenden.

Der Volumenentzug wird auch durch die *Proteinkonzentration* im Plasma beeinflusst. Bei Patienten mit niedriger Albuminkonzentration im Plasma ist der onkotische Druck des Blutes niedrig und die Ultrafiltration aus dem Blut in das Dialysat verstärkt. Der durch das Dialysatvolumen bestimmte hydrostatische Druck im Abdomen presst Flüssigkeit aus dem Dialysat in den Körper, hat aber keine große klinische Bedeutung.

Technik der CAPD (kontinuierliche ambulante Peritonealdialyse)

CAPD-Lösungen

Für Erwachsene sind *CAPD-Lösungen* mit Volumina von 1,5/2,0/2,5 oder 3 Liter verfügbar. Als Standard werden 2 Liter verwendet. Die meisten CAPD-Dialysatbeutel fassen ca. 50 % höhere Volumen als ihre primäre Füllmenge, um das Ultrafiltrat auffangen zu können. Die Glukosekonzentrationen der CAPD-Lösungen liegen bei 1,5/2,5 oder 4,25 %. Der pH-Wert der CAPD-Lösungen wird auf etwa 5,5 gesenkt, um eine Umwandlung (Karamelisierung) der Glukose durch den Sterilisationsvorgang zu verhindern. Als Puffer enthalten die Peritonealdialyselösungen meist 35–40 mval/l Lactat. Der saure pH wird normalerweise gut toleriert und steigt schnell an, da aus dem

Blut des Patienten Bikarbonat akkumuliert wird. Die CAPD-Lösungen werden vor dem Einlauf auf Körpertemperatur erwärmt.

Dialysatbeutel und Transferset

Der *Dialysatbeutel* wird mit dem Peritonealdialysekatheter unter sterilen Kaudelen verbunden. Der Einlauf des Dialysates erfolgt der Schwerkraft folgend. Danach wird der leere Beutel und das Transferset zusammengerollt und in einer Tasche am Körper des Patienten getragen. Während der Verweilzeit (4–8 Stunden) ist der Patient voll beweglich und frei bei seinen Aktivitäten. Zum Wechsel wird der Beutel aufgerollt und auf den Boden gelegt, sodass das Dialysat der Schwerkraft folgend in den Beutel fließen kann. Danach wird der Beutel vom Transferset abgenommen und verworfen. Aus einem neuen Beutel, der an das Transferset angeschlossen wurde, läuft frisches Dialysat in die Bauchhöhle. Das Transferset wird nach einigen Monaten ersetzt.

Y-Transferset

Beim *Y-Transferset* führen zwei Fortsätze zu Dialysatbehältern, wodurch theoretisch die Gefahr der bakteriellen Kontamination der Bauchhöhle minimiert wird. Zum Zeitpunkt des Wechsels wird ein neues Behältnis an das Y-Stück gegenüber des Drainagebeutels angeschlossen. Vor oder nach der Drainage des Abdomens werden ca. 15–30 ml frisches Dialysat in den Drainagebeutel übergeleitet, indem die Basis des Y-Stückes abgeklemmt wird, um Bakterien, die während der Konnektion mit dem neuen Beutel in das Transferset geraten sein könnten, wegzuspülen. Die Gefahr einer Verunreinigung wird weiter reduziert, indem beide Schenkel des Y-Stückes mit einer Desinfektionslösung (meistens Natriumhypochloridlösung) gefüllt werden. Diese Lösung wird beim Beutelwechsel aus den Fortsätzen des Y-Stückes gespült.

Während des Zeitraumes unmittelbar nach der Katheterimplantation sollte darauf geachtet werden, ein Austreten von Flüssigkeit in der Umgebung des Katheters zu vermeiden. Lecks verzögern nicht nur das Einwachsen des fibrösen Gewebes in die Cuffs, sondern sind auch ein Medium für bakterielles Wachstum und Bewegung, wodurch das Risiko einer Peritonitis und einer Infektion der Implantationsstelle (exit) gesteigert wird.

Beachtung beim Einwachsen des Katheters

Nach der Implantation von Kathetern für die chronische Peritonealdialyse sollte bis zum Einwachsen des Katheters (meist 2–4 Wochen) wenigstens *dreimal pro Woche 500–1000 ml heparinisierte Dialyseflüssigkeit* in das Abdomen gefüllt werden. Zweck dieses Vorgehens ist es, Blut und Fibrin vom Katheter zu lösen und damit die Gefahr einer Adhäsion des Katheters mit dem Omentum zu verringern. Bei stärkerer oder länger anhaltender Blutung kann auch eine häufigere *Spülung* (stündlich oder zweistündlich) bis zum Verschwinden der Blutbeimengung hilfreich sein. Die Dialyse im Sinne von Entgiftung und Wasserentzug erfolgt während dieser Zeit, falls erforderlich, mittels der Hämodialyse über einen implantierten Dialysekatheter.

Achtung

Während der Zeit des Einwachsens sollte sich der Patient nicht zu viel bewegen, nicht husten oder pressen (Stuhlregulierung!), um der Gefahr einer Dislokation infolge erhöhten intraabdominellen Drucks vorzubeugen.

Prophylaktisch sollte ein Cephalosporin 1–2 Stunden vor und 1–2 Tage nach der Katheter-Implantation der Spüllösung zugesetzt werden. Alternativ könnte präoperativ auch Vancomycin intravenös gegeben werden.

Vom 2. bis zum 14. (oder später) postoperativen Tag erfolgen drei Wechsel der Dialyseflüssigkeit pro Tag (z. B. 6 Uhr, 11 Uhr, 15 Uhr).

Chronische Behandlung

Bei der *CAPD (kontinuierliche ambulante Peritonealdialyse)* ist das Abdomen stets mit Dialyseflüssigkeit gefüllt, der Dialysatwechsel erfolgt vier- bis fünfmal täglich durch Entleeren und erneutes Füllen.

Bei der *CCPD (kontinuierliche cyclische Peritonealdialyse)* beginnt die Dialyse, wenn der Patient abends zu Bett geht und sich an die Maschine anschließt. Diese tauscht während der Schlafzeit des Patienten die Dialyseflüssigkeit in dessen Abdomen drei- bis fünfmal aus. Zum Aufstehen unterbricht der Patient am Morgen die Verbindung zum Gerät, wobei frisch ausgetauschte Dialyse-

flüssigkeit im Abdomen verbleibt und erst am Abend vor Beginn eines neuen Behandlungszyklus abgelassen wird.
Bei der *IPD (intermittierende Peritonealdialyse)* ist der Patient meist drei- bis viermal wöchentlich für ca. 10 Stunden an einen Wechselautomaten (Cycler) angeschlossen, der die Peritonealdialyseflüssigkeit rasch (alle 30 Minuten) wechselt. Zwischen den Behandlungen bleibt das Abdomen leer.

Abhängig vom erforderlichen Ultrafiltrationsvolumen wird die *Glukosekonzentration* der Peritonealdialyseflüssigkeit gewählt. Als Standard werden Glukosekonzentrationen von 1,5 % verwendet. Deren osmotische Aktivität reicht aus, um bei einem Austauschvolumen von 2 l pro Stunde 50–150 ml Flüssigkeit zu entfernen, was einem täglichen Flüssigkeitsentzug von 1.200 bis 3.600 ml entspricht.
Ein größeres Volumen kann entzogen werden, wenn höhere Glukosekonzentrationen (2,5/4,25 %) gewählt werden. Bei einer Glukosekonzentration von 4,25 % (2 l) kann eine Ultrafiltrationsrate von 300–500 ml pro Stunde und damit ein *täglicher Volumenentzug von maximal 7,2–12 l* erreicht werden. In der Praxis werden derartig hohe Volumina aber nie erreicht, da ein Großteil der Glukose resorbiert und metabolisiert wird. Deshalb ist die 4,25 %ige Lösung während der ersten 15–30 Minuten am wirksamsten. Patienten, bei denen ein sehr rascher Flüssigkeitsentzug erforderlich ist (z. B. Lungenödem), profitieren daher von kurzzeitigen Verweilzeiten, d. h. raschen Wechseln, am meisten.

Clearanceberechnungen bei der Peritonealdialyse

Clearanceberechnungen basieren bei der Peritonealdialyse auf der Menge des im abgelassenen Dialysat enthaltenen gelösten Moleküls.
Bei Patienten mit normaler Transportkinetik des Peritoneums erreicht die *Harnstoffkonzentration* im Dialysat innerhalb von 4 Stunden ca. 90 % derjenigen des Plasmas, weshalb die Harnstoffclearance dem 0,9fachen des Gesamtvolumens gewonnener Peritonealdialyseflüssigkeit entspricht. Bei Patienten mit kurzer Verweilzeit (CCPD, IPD, 30 Minuten bis 2 Stunden) werden im Dialysat 30–70 % der Harnstoffkonzentration des Plasmas erreicht.

Zur *Bestimmung der Peritonealfunktion* werden nach Entleeren des Abdomens 2 Liter Peritonealdialyseflüssigkeit mit einer Glukosekonzentration von 4,25 % vorgewärmt und gewogen, danach über 10 Minuten infundiert. Die Verweilzeit ist genau 4 Stunden, gerechnet vom Ende des Einlaufes bis zum Beginn des Auslaufes. Die Auslaufzeit sollte ca. 20 Minuten sein. Am Ende des Auslaufes wird der Beutel erneut gewogen, und aus der Gewichtsdifferenz wird die entzogene Flüssigkeitsmenge berechnet. Vor dem Einlauf wird eine Blutprobe genommen, um die Harnstoffkonzentration im Serum, aus dem Auslauf ein Aliquot entnommen, um die Glukose- und Harnstoffkonzentration im Dialysat zu bestimmen. Daraus wird dann die *Clearance* berechnet.

Im Vergleich zur Hämodialyse entfernen die CAPD und CCPD wirkungsvoller größere Moleküle (z. B. Vitamin B_{12}) aus dem Blut. Bei der IPD ist dieser Effekt geringer ausgeprägt, da bei der IPD infolge des raschen Dialysatwechsels die Diffusionszeit für die großen Moleküle nicht ausreicht, um in ausreichender Zahl aus dem Blut in das Dialysat diffundieren zu können.

Pflege des Peritonealkatheters

Während der ersten Tage nach der Implantation sollte der Katheter mit *Kompressen* abgedeckt werden, die täglich gewechselt werden. Luftdichte Abschlüsse sollten nie verwendet werden. Die *Abdeckung* sollte den Katheter gegenüber der Haut immobilisieren. Nach ein paar Wochen kann die Katheteraustrittstelle *ungeschützt* der Luft ausgesetzt bleiben, es kann sogar Duschen und Baden erlaubt werden. Schwimmen sollte aus Sicherheitsgründen untersagt werden, da die Gefahr einer Infektion infolge des Bakteriengehaltes des Wassers steigen kann.

1.2.5 Hämoperfusion

Definition

Die Hämoperfusion stellt eine Sonderform der extrakorporalen Entgiftung von lipophilen Substanzen dar. Ihr hauptsächliches Einsatzspektrum besteht in der Entgiftung nach akzidentieller oder suizidaler Einnahme bzw. Zufuhr großer Mengen von Hypnotika, Sedativa, Psychopharmaka, Insektiziden oder Herbiziden (☞ Tab. 4).

Tab. 4: Durch Hämoperfusion eliminierbare Moleküle

Eliminierbare Moleküle	Acetylsalicylsäure Amanitatoxin (Giftpilz) Amphetamin Azetaminophen Carbromal Chinidin Chininsalicylat Chloramphenicol Colchicin Digoxin/Digitoxin Diphenhydramin Glutethimid Lidocain Meprobamat	Methaqualon Methotrexat Metyprylon Methylsalizylat Paracetamol Phenobarbital Phenytoin Primidon Procainamid Tetrachlorkohlenstoff Thallium Theophyllin Thyroxin Trijodthyronin

Bei der Hämoperfusion wird Blut im extrakorporalen Kreislauf über Kohle- oder Harzgranula geleitet, die wegen ihrer großen Oberfläche und lipophilen (hydrophoben) Eigenschaften derartige Moleküle in großen Mengen adsorbieren und damit dem Blut entziehen können.

Durchführung

Das Blut wird im extrakorporalen Kreislauf mittels einer Rollerpumpe vom Patienten weg über den Adsorptionsfilter zum Patienten zurück bewegt. Um die Gerinnung im extrakorporalen Kreislauf zu verhindern, wird dem Blut, wie bei der Hämodialyse, Heparin zugesetzt (☞ Abb. 12). Im Filter können die Moleküle abhängig von ihrer Größe durch die semipermeable Beschichtungsmembran in die Poren der Aktivkohle oder der Kunststoffgranula diffundieren und werden dort in Abhängigkeit von ihrer Affinität adsorbiert. Ist erst einmal eine Adsorption erfolgt, ist eine Rückdiffusion praktisch ausgeschlossen, sodass sich

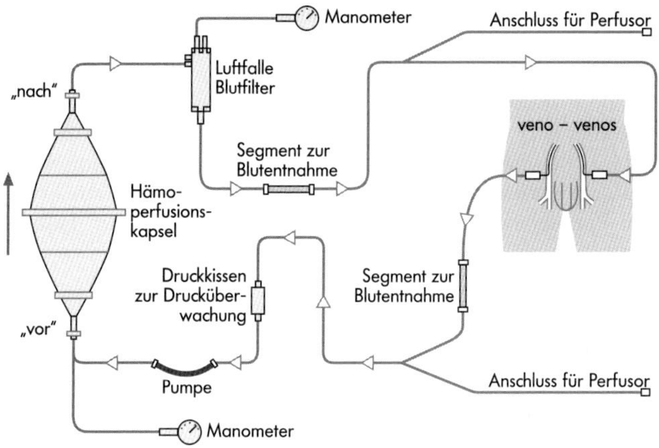

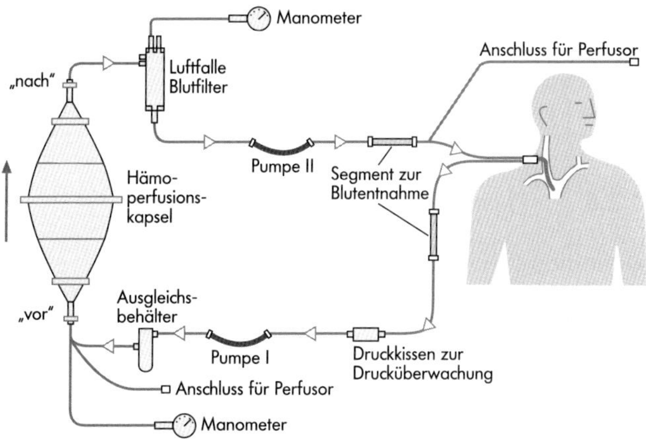

Abb. 12: Hämoperfusion
Schematische Darstellung der Hämoperfusion unter Verwendung von 2 Gefäßzugängen (oben) bzw. 1 Gefäßzugang (unten).

kein Diffusionsgleichgewicht einstellen kann, was die Effektivität der Elimination maximiert. Die Beschichtung der Adsorptionspartikel verhindert einen direkten Kontakt von Blut und Partikel, wodurch wegen der großen Oberfläche zahlreiche Thrombozyten, aber auch andere korpuskuläre (Leukozyten) oder großmolekulare (Proteine) Bestandteile des Blutes durch Adhäsion verloren gehen würden. Gleichzeitig wird verhindert, dass ein Abrieb der Partikeloberfläche erfolgt und Mikropartikel zur Embolie beim Patienten führen können.

Die *Wirksamkeit* der Hämoperfusion wird durch technische Faktoren, wie der Art des gewählten Adsorbens, dessen Oberflächenbeschichtung, der Füllung der Kartusche und dem Blutfluss, sowie durch biologische Faktoren, wie der Stärke der Giftbindung im Körper und der individuellen Verträglichkeit bestimmt. Als häufige *Komplikationen* können auftreten:

- Thrombozytenabfall
- Gerinnungsstörungen
- Thrombusbildungen
- Blutungen
- Blutdruckabfall.

1.2.6 Plasmapherese/Lipidapherese

Definition

Die *Plasmapherese*, auch *Plasmaseparation* genannt, stellt ein Verfahren der extrakorporalen Elimination von Plasmaproteinen und an diese gebundener Moleküle dar.

Im extrakorporalen Kreislauf wird das Blut durch Heparin antikoaguliert und durch eine Rollerpumpe vom Patienten über den Plasmaseparator dem Patienten wieder zurückgeleitet. Die treibende Kraft für die Separation an der Membran stellt der transmembranöse Druck dar, der durch die Blutflussgeschwindigkeit im extrakorporalen Kreislauf bestimmt wird. Art und Menge der zu separierenden Moleküle wird zusätzlich durch die Membraneigenschaften, wie Porengröße und Material (Oberflächenladung etc.) bestimmt. Dabei wird kontinuierlich Plasma von den korpuskulären Bestandteilen des Blutes in Analogie zur Hämofiltration getrennt. Das gesamte Plasma wird verworfen und durch kolloidosmotische Lösungen ersetzt. Die dabei verwendeten Filter haben deutlich größere Poren als die für die Hämofiltration verwendeten (☞ Abb. 13). Das separierte Plasma wird ersetzt, bevor das Blut dem Patienten retransfundiert wird. Als Verfahren sind die Blutzellseparation und die Plasmaseparation im Einsatz.

Das Verfahren wird eingesetzt zur Elimination von toxischen Molekülen mit Molekulargewichten von mehr als 300 D oder von Substanzen, die zwar glomerulär filtriert, danach aber wieder in großem Umfang resorbiert werden und eine hohe Eiweißbindung aufweisen (☞ Tab. 5).

Tab. 5: Indikationen zur Plasmaseparation

gesichert	Goodpasture-Syndrom myasthenische Krise Hyperviskositätssyndrom
wahrscheinlich nützlich	Vaskulitis bei Kollagenosen (insbesondere SLE) Kryoglobulinämien bullöses Pemphigoid Guillain-Barré-Syndrom thrombotisch-thrombozytopenische Purpura Hemmkörper-Hämophilie thyreotoxische Krise Digitoxin-Intoxikation
nicht indiziert	rapid progressive Glomerulonephritis Nierentransplantatabstoßung rheumatoide Arthritis Multiple Sklerose

Als Weiterentwicklung des Verfahrens wird in vielen Fällen, vor allem bei Autoimmunerkrankungen, auch das Verfahren der Immunadsorption (☞ Abb. 14) eingesetzt, bei dem durch monoklonale Antikörper, die auf einer Adsorbersäule fixiert sind, spezifische Proteine eliminiert werden (☞ Tab. 6). Sind wegen des Volumenaustausches bei der Plasmaseparation noch großlumige

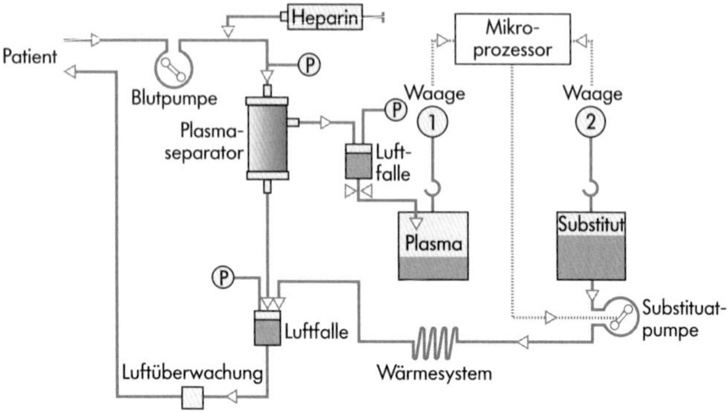

Abb. 13: Plasmaseparation
Schematische Darstellung der Plasmaseparation

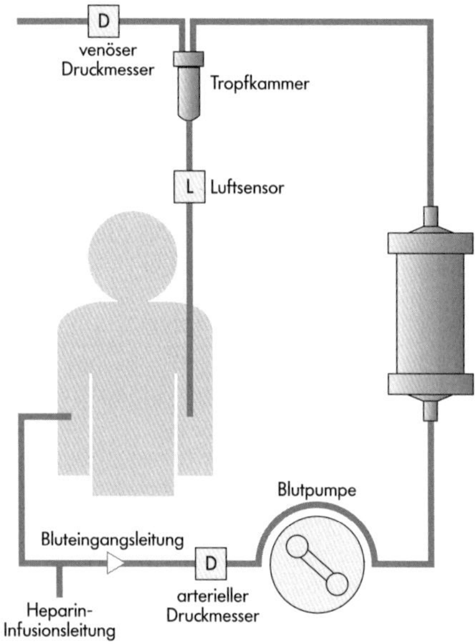

Abb. 14: Immunadsorption
Schematische Darstellung der Immunadsorption

Katheter in einer großen Vene oder Shunts erforderlich, kann bei den modernen Apheresen wegen des geringen Blutflussbedarfes auch Blut aus peripheren Venen entnommen werden.

Tab. 6: Indikationen zur Immunadsorption/Apherese

Apherese	Myasthenia gravis Guillain-Barré-Syndrom Colitis ulcerosa M. Crohn rheumatoide Arthritis
Lipidapherese	erbliche Lipidstoffwechselstörungen mit hoher kardiovaskulärer Gefährdung

Komplikationen der Plasmaaustauschbehandlungen können durch Volumenverschiebungen bedingt sein (Hypotonie, Schwitzen, Übelkeit, vasovagale Reaktion mit Bradykardie). Bei Verwendung von Frischplasma können auch Urticaria und anaphylaktischer Schock auftreten. Das zur Antikoagulation verwendete Citrat kann zur Hypokalzämie mit entsprechenden Beschwerden führen. Mittelfristig kann eine gesteigerte Infektneigung infolge des Immunglobulinverlustes auftreten. Vorübergehend kann auch eine vermehrte Blutungsneigung durch Verlust von Gerinnungsfaktoren oder Thromboseneigung durch Verlust von AT III entstehen.

Definition

Eine modifizierte Spezialindikation stellt die *Lipidapherese* dar, bei der gezielt LDL-Partikel eliminiert werden. Ihr Einsatz ist den seltenen erblichen Lipidstoffwechselstörungen mit hoher kardiovaskulärer Gefährdung vorbehalten.

1.3 Überwachung und Pflege

1.3.1 Gefäßzugang/Katheter

Der Katheter wird mit einem *sterilen Klebepflaster bedeckt*. Dieses wird bei jeder Dialysebehandlung oder bei Bedarf gewechselt. Der Wechsel des Pflasters sollte von entsprechend erfahrenem Personal durchgeführt werden. Nach jeder Dialysebehandlung wird 1 ml einer 1:5.000 verdünnten Heparinlösung in jedes Lumen des Katheters instilliert. Vielfach wird das Blutraumvolumen des Katheters bestimmt und davon abhängig ein Gesamtvolumen von Flüssigkeit instilliert, das dieses gerade füllt und 3.000–5.000 IE Heparin enthält.

Achtung
Es ist zu beachten, dass das Volumen der venösen Seite größer ist als das der arteriellen Seite. Wird ein Heparinvolumen instilliert, das größer als nötig ist, können Blutungskomplikationen auftreten.

Bei dreimal wöchentlich erfolgender Dialysebehandlung ist am interdialytischen Tag keine Instillation des Katheters mit Heparin erforderlich. Vor der nächsten Dialysebehandlung wird die in jedem Lumen des Katheters befindliche Flüssigkeit aspiriert, sodass sämtliche noch nicht organisierten Thromben und das noch im Katheter befindliche Heparin entfernt werden. Daran anschließend wird der *Katheter mit heparinisierter Salzlösung gespült* und die Dialyse begonnen.

Nach sorgfältiger *Desinfektion* der Punktionsstelle erfolgt die *Punktion* der Shuntvene mit zwei Kanülen (16 G), wobei zuerst die arterielle Nadel distal in einem Mindestabstand von 3 cm von der Anastomose und danach die venöse Nadel mindestens 3–5 cm proximal der arteriellen Kanüle (eventuell unter leichter Stauung) punktiert und unmittelbar nach der Punktion mit Pflaster fixiert wird. Nach erfolgreicher Punktion beider Nadeln wird die Initialdosis von *Heparin* in die venöse Nadel gespritzt und sofort danach die Dialyse begonnen.

Selten treten entlang der Kanüle *Blutungen* aus dem Stichkanal auf. Lässt sich diese Sickerblutung während der Dialyse nicht durch weiteres Vorschieben und stärkeres Fixieren der Kanüle beheben, muss an einer anderen Stelle neu punktiert werden. Vermieden können solche Blutungen werden, wenn die Punktion der Haut in einem gewissen Abstand vom Shunt erfolgt und dieser erst nach subkutanem Vorschieben der Kanüle schräg von der Seite punktiert wird.

Entsteht eine paravenöse Blutung um die als Arterie genutzte Kanüle, kann häufig die Dialyse fortgesetzt werden, da der Sog einem stärkeren Blutaustritt in das Gewebe entgegenwirkt. In der Umgebung der als Vene genutzten Kanüle sollte dagegen stets eine *Neupunktion* erfolgen, da durch das Zurückleiten des Blutes eher eine Zunahme des Hämatoms zu erwarten ist. *Hämatome* entstehen insbesondere bei wandschwachen und sklerotischen Shunts, aber auch bei frisch operierten Shunts, die noch nicht gut ausgebildet sind. Deshalb sollte in solchen Fällen ein geringerer Blutfluss und zur Punktion nur ein minimaler Stau, am besten nur eine proximal der Punktionsstelle erfolgende manuelle Kompression, erfolgen. Durch die folgenden fibrösen Umbauvorgänge wird der Shunt in seiner Lage stabilisiert und durch die Narbenbildung die Wand verstärkt.

1.3.2 Kontrollen bei jeder Dialyse

Vor der Dialyse wird das *Körpergewicht* des Patienten bestimmt, um anhand der Differenz zum Sollgewicht das zu entziehende Volumen festzulegen.
Beim Anschließen an den extrakorporalen Kreislauf sollte die *Kalium- und Glukosekonzentration* (letztere nur bei Diabetikern) im Blut des Patienten bestimmt werden, um ein geeignetes Konzentrat auswählen und die Gabe von Insulin oder Glukose festlegen zu können.
Während der Dialyse sollten mindestens alle 30 Minuten *Blutdruck* und *Puls* der Patienten kontrolliert und dokumentiert werden, um sich abzeichnende Hypotonien des Patienten rechtzeitig erkennen zu können.

Maschinenseitig werden kontrolliert und dokumentiert:

- transmembranöser und Rückflussdruck
- Leitfähigkeit
- Blutflussgeschwindigkeit
- Dialysattemperatur.

Am Ende der Dialyse wird kurz vor der Retransfusion des Blutes aus dem extrakorporalen Kreislauf fallweise die Kalium- und Glukosekonzentration im Blut des Patienten kontrolliert. Vor Entlassung des Patienten wird nochmals der Blutdruck und Puls sowie das erreichte Gewicht des Patienten erfasst.

Achtung
Während der Dialyse wird auf das Auftreten klinischer Symptome, wie *Gähnen, Bauchschmerzen, Juckreiz, Übelkeit, Krämpfe, Schwindel* etc. geachtet. Diese werden mit Uhrzeit dokumentiert und sollten Anlass zu weitergehenden Kontrollen geben, da sie häufig Vorboten eines Blutdruckabfalls oder einer sich entwickelnden Hypoglykämie darstellen.

1.3.3 Langfristige Überwachung

Regelmäßig, mindestens einmal monatlich sollte bei allen, vor allem aber bei Patienten mit Diabetes mellitus eine *Inspektion der Füße* erfolgen, um rechtzeitig sich anbahnende Nekrosen oder Entzündungen zu erkennen. Ebenfalls monatlich sollten die Laborparameter *Kalzium, Phosphat, Hämoglobin, Hämatokrit und Leukozyten* bestimmt werden. Zusätzlich werden vierteljährlich *Transaminasen, Bilirubin und alkalische Phosphatase* sowie halbjährlich *Parathormon, HIV- und Hepatitis-Serologie* bestimmt. Auch viertel- bis halbjährlich sollte eine *Röntgenaufnahme* der Lunge erfolgen, ggf. ergänzt um eine *Echokardiographie* sowie *Sonographie*.

Klinisch muss der Allgemeinzustand des Patienten beobachtet werden, um rechtzeitig das Sollgewicht anzupassen, wenn der Patient mehr oder weniger isst oder länger dauernde Infekte oder sonstige Beschwerden hat, die einer zielgerichteten weitergehenden Diagnostik bedürfen könnten.

2 Komplikationen während der Nierenersatztherapie

2.1 Katheter

Bei Akutdialysen ist immer, bei chronischen Dialysen bis zur Ausreifung und damit Punktionsfähigkeit des Shunts ein Dialysekatheter (*Shaldon-Katheter*, ein- oder zweilumig) erforderlich, der einen zentralvenösen Zugang darstellt und in *Seldinger-Technik* gelegt wird. Diese Katheter dienen nur als *kurzfristig* (max. 3–4 Wochen) verwendbare Dialysezugänge und müssen nach dieser Zeit entfernt werden. Soll oder kann bei einem Patienten kein Shunt angelegt werden, ist es auch möglich, langfristig über einen Katheter zu dialysieren. Derartige Katheter (z. B. *Permcath, Tesio-Katheter*) werden unter die Haut verlegt (untertunnelt), um die Gefahr einer Infektion und einer Dislokation zu minimieren.

Für die Peritonealdialyse ist stets ein Katheter erforderlich, von denen verschiedene Typen zur Verfügung stehen (☞ Abb. 11, S. 59).

Im Zusammenhang mit einem Dialysekatheter können folgende Komplikationen auftreten:

- Frühkomplikationen
  - Fehlpunktion
  - Embolie
- Spätkomplikationen
  - Infektionen
  - Thrombosierung
  - Stenose der Vene.

2.1.1 Fehlpunktion

Beim Versuch, die Vene zu punktieren, kann die A. carotis, A. subclavia bzw. die A. femoralis getroffen werden. Als Folge können *lokale Hämatome* am Hals, Thorax oder in der Leiste entstehen. Diese können auf benachbarte Strukturen drücken und dadurch *indirekt Komplikationen* bewirken:

- Vagusreizung
- Atemnot
- Schluckbeschwerden
- Plexusreizung.

Ernsthaftere Komplikationen stellen dar:

- Hämatothorax
- Pneumothorax
- Mediastinalblutung
- Perikardtamponade
- Retroperitonealhämatome.

Wird der Katheter oder der Führungsdraht zu tief eingeführt, können auftreten:

- Endokardverletzungen
- Rhythmusstörungen.

In allen Fällen ist die *Nadel sofort zu entfernen* und *lokal manuell zu komprimieren,* um den Blutaustritt möglichst klein zu halten. Zur Kontrolle erfolgt zusätzlich eine Röntgenaufnahme des Thorax (Hämatothorax, Pneumothorax, Einblutung in das Mediastinum) bzw. des Abdomens/Beckens (Retroperitonealhämatom) und/oder Echokardiographie (Perikardtamponade). In seltenen Fällen muss zusätzlich eine Computertomographie erfolgen. Komplikationen durch Fehlpunktionen der V. subclavia beruhen meist darauf, dass die Punktion zu schräg oder zu weit lateral erfolgte.

2.1.2 Clotting

Thrombosierung des Katheters

Thrombose des Katheters und schlechter Fluss sind häufige Probleme und scheinen häufiger zu sein, wenn der Katheter auf der linken Seite gelegt wurde. *Lokale Infusion von 10.000 bis 20.000 IE Urokinase oder Streptokinase* können das Gerinnsel auflösen. Sofern der Katheter weniger als eine Woche liegt und der Austritt nicht infiziert ist, kann der verstopfte Katheter durch einen neuen ersetzt werden, der über denselben Eintritt mittels Seldinger-Technik ausgetauscht wird.

Thrombosierung oder Einengung

V. subclavia
Bei in die V. subclavia gelegten Kathetern wurden in bis zu 20 % Thrombosen und in bis zu 50 % Stenosen der V. subclavia beobachtet. Nach eigenen Erfahrungen ist die Häufigkeit deutlich niedriger. Eine Thrombose oder Stenose der V. subclavia führt zum Anschwellen des gleichseitigen Armes und erhöht den venösen Widerstand, wodurch der Blutfluss durch eine am selben Arm liegende oder zukünftig anzulegende AV-Fistel verschlechtert wird. Die *Behandlung mit Antikoagulanzien* (Heparin, Phenprocoumon) kann häufig das Ödem beseitigen, da der venöse Abfluss des Blutes aus der Peripherie wieder hergestellt wird. Thrombolyse (Urokinase oder Streptokinase) ist meist unwirksam und kann sogar gefährlich sein. Pulmonalembolien sind selten.

V. jugularis
Die Häufigkeit von Thrombosierungen bzw. Stenosierungen dieser Vene ist deutlich geringer als bei der V. subclavia. Konkrete Angaben stehen allerdings nicht zur Verfügung.

V. femoralis
Thrombosierungen der V. femoralis stellen keine großen Probleme dar, da ein Katheter in der V. femoralis meist innerhalb von zwei Tagen entfernt wird.

2.1.3 Dislokation

Durch bewusste oder unbewusste Manipulation des Patienten, aber auch durch Zug infolge des für den extrakorporalen Kreislauf erforderlichen Schlauchsystems kann ein Katheter dislozieren.

Achtung

Auf keinen Fall sollte der frei liegende Teil des Katheters wieder in das Gefäß zurückgeschoben werden. Vielmehr muss geprüft werden, ob noch Blut aspiriert und Flüssigkeit (physiologische Kochsalzlösung) unter normalem Druck injiziert werden kann.

Falls dies zutrifft, kann zumindest das im extrakorporalen Kreislauf befindliche Blut dem Patienten retransfundiert, im Einzelfall unter Beachtung der arteriellen und venösen Drücke im extrakorporalen Kreislauf auch die Dialyse bis zum Ende durchgeführt werden. In der Regel *sollte ein dislozierter Katheter* aber *entfernt werden*, um keine Infektionsgefahr und Hämatombildung oder Einblutungen (Hämatothorax) zu begünstigen. Ob der Wechsel über Draht erfolgen kann oder besser eine Neuanlage mit Neupunktion durchgeführt wird, muss im Einzelfall entschieden werden. Wie bei jedem neu gelegten Katheter kann auch die Lage eines dislozierten Katheters durch eine Röntgenaufnahme des Thorax (a. p., in Ausnahmefällen auch seitlich), ggf. mit Instillation von Kontrastmittel, geprüft werden.

Häufiger als eine Dislokation durch Ziehen des Katheters ist eine *Dislokation der Katheterspitze*, sodass das Blut schlechter oder intermittierend gar nicht in den extrakorporalen Kreislauf gepumpt werden kann (Saugen des Katheters). Dies löst einen arteriellen Druckalarm aus. Neben einer Dislokation kann dafür aber auch eine (Teil-) Thrombosierung des Katheters verantwortlich sein.

Die *Dislokation eines Peritonealdialysekatheters* ist meist durch eine verlangsamte oder unzureichende Entleerung des Dialysates aus der Peritonealhöhle zu erkennen. Seltener kann dadurch auch der Einlauf der Dialyseflüssigkeit erschwert oder schmerzhaft sein. Eine Dislokation des Peritonealdialysekatheters nach außen durch Ziehen ist selten, sobald die Einheilungsphase der subkutan liegenden Muffe nach 2–3 Wochen abgeschlossen ist. In allen Fällen muss die Lage des Katheters durch eine Röntgenaufnahme des Abdomens a. p. und seitlich, falls erforderlich auch mit Instillation von Kontrastmittel geprüft werden. Falls die Katheterspitze nicht mehr im kleinen Becken liegt, kann versucht werden, unter Ausnutzung der Schwerkraft durch Stehen, Hüpfen etc. oder unter sterilen Kaudelen durch einen Führungsdraht unter Durchleuchtung die Spitze wieder korrekt zu platzieren. Falls dies nicht gelingt und die Dialyseeffektivität nachlässt, muss ein neuer Peritonealdialysekatheter implantiert werden.

Ein *schlechter Auslauf*, in seltenen Fällen auch ein *schlechter Einlauf der Peritonealdialyseflüssigkeit* kann auch durch Fibrinfäden, die die Katheteröffnung verkleben, oder durch Verwachsungen des Katheters mit dem Peritoneum verursacht sein. Während im erstgenannten Fall durch Instillation von Heparin oder Urokinase/Streptokinase häufig das Problem beseitigt werden kann, muss im letztgenannten Fall immer eine chirurgische Revision erfolgen. Um dies zu verhindern, sollte bei jeder Peritonitis eines Peritonealdialysepatienten die Peritonealhöhle großzügig gespült und möglichst auch Heparin instilliert werden.

2.1.4 Entzündung

Achtung
Nach jeder Dialyse muss die Kathetereintrittstelle desinfiziert werden, um Entzündungen zu verhindern. Ferner muss darauf geachtet werden, dass der Katheter fixiert wird, ohne Zug auf die Haltefäden auszuüben, da sich ansonsten die Haut an den Einstichstellen der Fäden entzünden und mazerieren kann. Im letztgenannten Fall kann dies dazu führen, dass sich die Fäden aus der Haut lösen und der Katheter mangels Halt disloziert. Neu anzubringende Haltefäden müssen an einer anderen Stelle in der Haut verankert werden.

Bei ca. 30 % der mittels eines V. cava-Katheters versorgten Patienten werden oberflächliche *Infektionen* beobachtet. Am häufigsten sind dafür *Staphylococcus aureus* oder *epidermidis* verantwortlich. Bei stärkerer Entzündung oder Eiterbildung an der Eintrittsstelle des Katheters in die Haut muss der Katheter gezogen und ein neuer, möglichst kontralateral gelegt werden. Zusätzlich sollte eine *systemische Antibiose* erfolgen (z. B. Flucloxacillin, Vancomycin).

Zusätzlich muss bei jedem Patienten mit Katheter über dessen Entfernung nachgedacht werden, wenn *Temperaturen über 38 °C* unbekannter Ursache auftreten oder *Bakterien bzw. Pilze in einer Blutkultur nachgewiesen* werden. Ein *neuer Katheter* kann nach 1–2 Tagen an der gegenüberliegenden Seite gelegt werden. Solange die Blutkulturen positiv sind, sollten allerdings die Vor- und Nachteile einer Neuanlage sorgfältig bedacht werden. Unter Umständen empfiehlt es sich in diesen Fällen, vorübergehend wiederholt die V. femoralis zu punktieren und einen neuen Katheter in die V. jugularis bzw. subclavia erst dann zu legen, wenn die Infektion beherrscht ist.

2.1.5 Sepsis

Unabhängig davon, ob eine lokale Entzündung/Infektion vorliegt, stellt jeder Katheter für den Dialysepatienten grundsätzlich eine hohe Infektionsgefahr dar. Hämodialyse- sowie Peritonealdialysekatheter können in bis zu 20 % zur Sepsis (Endokarditis) führen. Sowohl die Endokarditis als auch die Sepsis können anfänglich ohne klare klinische Symptome verlaufen. Pyrogenreaktionen können eine Sepsis vortäuschen. Sehr verdächtig für eine Endokarditis sind *häufige Hypotonien während der Dialyse* trotz geringem Volumenentzug. In beiden Fällen ist eine stationäre, häufig sogar eine intensivmedizinische Betreuung erforderlich. Lebensbedrohlich kann eine septische Milzruptur infolge der dabei auftretenden Massenblutung werden und erfordert daher eine akute chirugische Intervention.

2.2 Shunt

Der Shunt stellt die Lebensader des Dialysepatienten dar und muss entsprechend sorgfältig beobachtet und gepflegt werden. Um die Shuntreifung zu unterstützen, sollte der Patient während der ersten Wochen nach der Operation den *Blutfluss im Shuntarm trainieren,* indem er während des Tages möglichst oft einen weichen Ball oder eine Schaumstoffplatte in der Hand des Shuntarmes knetet.

2.2.1 Verletzungen/Blutung

Infolge der oberflächlichen Lage und des in einer Vene herrschenden arteriellen Druckes können leicht *Verletzungen des Shunts (Riss, Stich, Schnitt)* auftreten und zu *starken Blutungen* führen. Falls die Blutstillung durch lokale Kompression nicht gelingt, muss eine chirurgische Versorgung erfolgen.
Bei Berufen mit erhöhter Verletzungsgefahr (Schlosser, Schreiner, Kfz-Mechaniker etc.) können Schutzmanschetten für den Shunt als Sicherheitsmaßnahme sinnvoll sein.

2.2.2 Thrombose

2.2.2.1 Frühthrombose

Die Frühthrombosen treten *innerhalb der ersten 3–4 Wochen* nach der Operation auf. Sie können auf operationsbedingten Komplikationen oder auf atherosklerotischen Gefäßveränderungen beruhen. Ferner kann eine mangelnde Reifung des venösen Schenkels dazu beitragen (☞ Tab. 7). Meist sind Ödeme, Gefäß-Kinking, perioperativ verursachte Intimaläsionen oder operationsbedingte Hämatome dafür verantwortlich. Abhängig von der Ursache muss erfolgen:

- Hämatomausräumung
- Dilatation von Stenosen

- Neuanastomosierung (ggf. unter Verwendung von Kunststoffinterponaten) oder
- komplette Neuanlage des Shunts.

Bereits kurz nach der Operation sollte der Dialysepatient angeleitet werden, den Shunt täglich auskultatorisch und palpatorisch zu prüfen und sich bei Veränderungen der Befunde sofort beim Arzt vorzustellen, um einen Shuntverschluss frühzeitig zu erkennen.

Tab. 7: Shuntkomplikationen

Thrombose	Ursachen	Maßnahmen
Frühthrombose	*gefäßbedingt*	
	Atherosklerose	
	Hypoplasie	Shunttraining Revision
	operationsbedingt	
	unzureichende Anastomose	Revision
	Blutung	Gerinnungsstatus Operationstechnik
	Nahtinsuffizienz	Operationstechnik
	Kompression durch Hämatom	Blutstillung Hämatomausräumung
	Abknickung	Auswahl des Gefäßes Mobilisation des Gefäßes
Spätthrombose	*Shunt-bedingt*	
	mangelnder Zufluss	Revision
	gestörter Abfluss	Revision
	Stase in Aneurysmata	Aneurysmektomie
	Intimaschädigungen	Antikoagulation
	Infektion	Antibiotika
	situativ bedingt	
	Hypotension	Trockengewicht erhöhen Antihypertensiva redu-

Thrombose	Ursachen	Maßnahmen
	Hyperkoagulabilität Sepsis Kompression	zieren Antikoagulation Antibiotika Kompression beseitigen/vermeiden
Infektionen	Kratzen Verletzungen mangelnde Desinfektion	antiseptischer Verband systemische Antibiose
Aneurysmabildung	Punktionstechnik	Meiden für weitere Punktionen Aneurysmektomie bei Rupturgefahr
Steal-Syndrom	Arteriosklerose	Drosselung oder Auflösung des Shunts
venöse Hypertonie	Abflusshindernis zu hohes Blutangebot	Beseitigung des Abflusshindernisses Drosselung des Blutangebots
High-output-Herzinsuffizienz	zu hoher venöser Rückfluss	Drosselung oder Auflösung des Shunts

2.2.2.2 Spätthrombose

Spätthrombosen sind meistens *multifaktoriell verursacht,* wobei entstehende Stenosierungen häufig einen wesentlichen Bestandteil in der Pathogenese darstellen (☞ Tab. 8).

Merke

Hinweisend darauf können im intraindividuellen Verlauf *ansteigende venöse Druckwerte bei der Dialyse* sein. Auch ein *langes*

Nachbluten nach Ziehen der Dialysekanüle bei normaler Gerinnungszeit oder *sehr hohe Gerinnungszeiten* trotz üblicher Heparingabe können auf Stenosen im venösen Schenkel hinweisen.

Neben *Plaquebildungen* können auch *Intimaproliferationen* in der Shuntvene zu Stenosen führen. Diese entstehen durch die infolge der erhöhten Flussgeschwindigkeit auftretenden Scherbelastungen.

Merke
Ungewöhnlich hohe negative arterielle Druckwerte oder eine *Abnahme der intraindividuellen maximalen Blutflussrate* deuten dagegen auf einen *gestörten Zufluss* hin.

Bei gestörtem arteriellen Zufluss entsteht zwangsläufig das Problem einer *Rezirkulationsdialyse*. Dabei wird das aus dem extrakorporalen Kreislauf in den Shunt zurückgeführte Blut schneller wieder über den arteriellen Schenkel in den extrakorporalen Kreislauf abgesaugt als es über den venösen Schenkel des Shunts abfließen kann. Druckalarme der Maschine müssen dabei nicht auftreten, es kann aber wegen der regionalen überhöhten Heparinisierung zu einem verlängerten Nachbluten beim Ziehen der Dialysekanüle kommen.

Auf den Blutfluss im Shunt und auf die Thromboseneigung im Shunt sich auswirkende Faktoren können sein:

- Hypotonie bzw. Blutdruckabfall
- Exsikkose
- Kompression durch Hämatom oder durch Kleidung, Blutdruckmanschette, Stauschlauch etc.
- Infektionen bis zur Sepsis.

Tab. 8: Symptome und Maßnahmen bei Shuntkomplikationen

bei der Inspektion festgestellte Symptome/Auffälligkeiten	Ursache	Maßnahmen
Rötung	Infektion Reaktion auf Kunststoff	Antibiose Allergen meiden
Schwellung	Hämatom Aneurysma Reaktion auf Kunststoff Infektion, Abszess	Heparinsalbe Punktion vermeiden Allergen vermeiden Antibiose, Spaltung
Shuntvenenfüllung in unterschiedlichen Armlagerungen	Kompression Stenose Thrombosierung	Kompression beseitigen Stenose lokalisieren und beseitigen Shuntrevision
bei der Palpation festgestellte Symptome/Auffälligkeiten	**Ursache**	**Maßnahmen**
Schmerz	Hämatom Thrombosierung Infektion	Heparinsalbe Revision Antibiose
Schwirren	über Stenose	Lokalisation und Revision
Puls	fühlbar vor der Stenose nicht fühlbar hinter der Stenose nicht fühlbar bei Thrombosierung	Revision

nur teilweise oder fehlende Komprimierbarkeit Aneurysma	partielle oder komplette Thrombosierung	Revision
bei der Auskultation festgestellte Symptome/Auffälligkeiten	**Ursache**	**Maßnahmen**
hochfrequentes Schwirren	Stenose	Revision
bei der Funktionsprüfung festgestellte Störungen	**Ursache**	**Maßnahmen**
mangelndes Blutangebot	arterielle (distale) Stenose	Lokalisation und Revision
längere Abdrückzeiten	venöse (proximale) Stenose zu starke Heparinisierung Punktionstechnik Narbengewebe	Lokalisation und Revision Kontrolle der Gerinnungszeit und Anpassung der Heparindosis andere Punktionstechnik andere Punktionsstelle
zweizeitige Blutung aus Punktionsstelle	Infektion Thrombozytenfunktionsstörung Thrombopenie	Antibiose RTG, TEG HIT, Osteomyelofibrose
erhöhter venöser Rückflussdruck	Stenose im venösen Schenkel des Shunts Thrombosierung des Dialysators/Luftfängers	Lokalisation und Revision

mangelhafter Kaliumentzug bei Dialyse	Rezirkulation bei Stenose Azidose falscher Kaliumgehalt der Dialyseflüssigkeit Kaliumzufuhr (Essen, Trinken)	Lokalisation und Revision Bikarbonatkonzentration steigern andere Dialyseflüssigkeit Diätberatung
schwierige Punktion	Shunt zu dünn und/oder zu tief liegend Hämatom Entzündung Hypotonie	Revision Heparinsalbe Antibiose Antihypertensiva überprüfen Sollgewicht erhöhen Natriumkonzentration erhöhen
Aspiration von Thromben	Shuntthrombose meist: schwierige Punktion mit Thrombusbildung in Kanüle	Revision
Minderdurchblutung der Peripherie	Steal-Phänomen Hypotonie	Drosselung oder Neuanlage des Shunts Antihypertensiva überprüfen Sollgewicht erhöhen Natriumkonzentration erhöhen
Herzinsuffizienz	zu großes Shuntvolumen	Drosselung oder Auflösen des Shunts

RTG = Resonanzthrombelastographie
TEG = Thrombelastographie
HIT = Heparin-induzierte Thrombozytopenie

2.2.3 Infektionen

2.2.3.1 Lokale Infektionen

Durch Punktion, Hautläsionen durch Pflaster oder Kratzen des Patienten können sich lokal über dem Shunt Hautinfektionen ausbilden, die unbehandelt bis zum Shunt vordringen und zu einer *Shuntinfektion* mit der *Gefahr einer Sepsis* führen können. Dafür sind meist Staphylokokken (ca. 90 % Staphylococcus aureus) verantwortlich. Therapeutisch genügt in Frühstadien meist eine *lokale Desinfektion bzw. Antisepsis* und ein *Schutzverband/Pflaster.* In ausgeprägteren Fällen kann eine *systemische Antibiose* mit Oxacillin, ggf. auch mit Vancomycin erforderlich werden. Stets sollte vor Beginn der Antibiose ein *Wundabstrich* gemacht werden, um bei Versagen der Primärtherapie das Antibiotikum gemäß des Resistogramms gezielt zu wechseln.

Achtung
Aus jeder Shuntinfektion kann sich wegen der verminderten Immunkompetenz niereninsuffizienter Patienten eine *Sepsis* entwickeln, die u. a. zu *ulzerös-polypöser Endokarditis* und zu *metastatisch-pyämischen Lungenabszessen* führen kann.

Merke
Selbstverständlich muss die *Punktion* grundsätzlich in möglichst *weitem Abstand* von infiziertem/entzündetem Gewebe erfolgen, um eine Keimverschleppung zu vermeiden.

2.2.3.2 Systemische Infektionen

Bei allen fieberhaften Infekten und jeder akuten oder protrahierten Sepsis (Gangrän, Endokarditis) besteht die Gefahr, dass sich Keime auch im Shunt festsetzen und dort zu einer Infektion führen. Besonders gefährdet sind hierfür Kunststoffinterponate. Umgekehrt kann eine Shuntinfektion auch der Ausgangspunkt für eine Sepsis und Endokarditis sein. Deshalb muss auch infolge der verminderten Immunkompetenz der Dialysepatienten *frühzeitig antibiotisch* behandelt werden.

2.2.4 Aneurysma

Durch den für die Venenwand unphysiologisch hohen arteriellen Druck entstehen leicht Aneursymata an Stellen, die punktuell maximalem Druck (poststenotisch, starke Krümmung) ausgesetzt oder verdünnt und weniger elastisch (Punktionsnarben) sind.

Hinweis

Um zumindest die letztgenannte Gefahr zu minimieren, sollte jeder Shunt grundsätzlich auf seiner gesamten Länge (maximal bis ca. 3 cm proximal der Anastomose) punktiert und die Punktionsstellen möglichst regelmäßig gewechselt werden (*Strickleiterpunktion*, ☞ Abb. 7.2, S. 39).

Erlaubt wäre auch die nur schwer realisierbare *Knopflochpunktion*, bei der stets exakt dieselbe Stelle punktiert wird (☞ Abb. 7.2, S. 39). Die meist geübte Arealpunktion ist in dieser Hinsicht abzulehnen, da sie besonders leicht zur Aneurysmabildung führt.
Einmal gebildete Aneurysmata neigen zur stetigen Vergrößerung und erhöhen infolge ihrer Rupturgefahr die Blutungsgefahr des Patienten. Im Extremfall muss eine *Aneurysmektomie* durchgeführt werden. In Aneurysmata ist auch der Blutfluss, teilweise bis zur Stase, verlangsamt, sodass sie auch zum Ursprung von Shuntthrombosen werden können.

2.2.5 Steal-Syndrom/Herzinsuffizienz

Ein *sehr hoher Blutfluss im Shunt* stellt zwar für die Dialysebehandlung eine optimale Voraussetzung dar, kann aber zur *venösen Hypertonie* mit *Rechtsherzbelastung* sowie zu einem *erhöhten Herzzeitvolumen* führen. Letzteres stellt für den linken Ventrikel eine Belastung dar, und es besteht die Gefahr, dass sich infolgedessen eine *Herzinsuffizienz* entwickelt. Diese Gefahr ist um so größer, je proximaler der Shunt angelegt wird. Gerade bei Patienten mit Angiopathien (Arteriosklerose, Diabetes mellitus, Kollagenosen) besteht deshalb das Problem, dass infolge der Anastomosemöglichkeiten und der Gefäßsituation ein proximal liegender (Oberarm) Shunt empfehlenswert wäre, dieser aber eine weitere Belastung für das durch gleichzeitig bestehende koronare Herzkrankheit geschädigte Herz darstellt.

Ein *hoher Blutfluss im Shunt* bedeutet häufig, bei Patienten mit Mikroangiopathie oder starker, mit Stenosen verbundener Arteriosklerose fast immer, eine *ungenügende Durchblutung* der peripher der Stenose gelegenen Gefäßabschnitte. Die dadurch ausgelöste Ischämie führt zu blassen oder lividen, kalten Akren, später zu Schmerzen und schließlich sogar zu Nekrosen. Spätestens in diesem Stadium der Nekroseentstehung sollte versucht werden, eine *Shuntrevision oder -neuanlage* durchzuführen. Eine Drosselung des Shunts (Banding) wird sehr häufig durch eine Shuntthrombose kompliziert.

2.3 Apparativ bedingte Komplikationen

Alle bereits dargestellten Störungen und Komplikationen können zu den gleichen Alarmen am Dialysegerät führen wie die im Folgenden dargestellten apparativ bedingten Komplikationen.

2.3.1 Diskonnektion

Eine Diskonnektion kann im *arteriellen und im venösen Schenkel des Schlauchsystems des extrakorporalen Kreislaufs* auftreten.
Bei arterieller Diskonnektion oder Schlauchdefekt besteht die Gefahr, dass der Patient durch die nun nicht mehr mit dem extrakorporalen Kreislauf verbundene Dialysekanüle einen *relevanten Blutverlust* erleidet oder/und dass *Luft in den extrakorporalen Kreislauf gesaugt wird*. Letzteres kann bereits durch kleine Beschädigungen (Löcher, Risse) des Schlauchsystems, des Katheters oder der Konnektionsschrauben auftreten. Der verminderte Druck im arteriellen Schenkel oder das Absinken des Blutspiegels im Luftblasenfänger würden einen Alarm des Dialysegerätes auslösen.

Bei *venöser Diskonnektion* besteht die Gefahr, dass der Patient sowohl aus der nicht mehr am extrakorporalen Kreislauf angeschlossenen Dialysekanüle als auch aus dem nicht mehr mit der Dialysekanüle verbundenen Teil des extrakorporalen Kreislaufs einen relevanten Blutverlust erleidet. In diesem Falle würde das Dialysegerät wegen eines zu niedrigen venösen Rückflussdruckes alarmieren. Um in solchen Fällen den Blutverlust zu stoppen, muss der extrakorporale Kreislauf sofort unterbrochen und das *Schlauchsystem abgeklemmt* werden.

Tritt die *Diskonnektion bei einem Katheter* auf, ist die Gefahr des relevanten Blutverlustes geringer, da im Katheter nur der Druck des Venensystems im Körper herrscht. Gefährlicher ist dann die *Aspiration von Luft* während des Einatmens infolge des damit verbundenen *intrathorakalen Unterdruckes.* Die Folge könnte eine lebensbedrohliche *Luftembolie* sein. In einem solchen Falle muss der Patient in Kopftief- und Linksseitenlage gebracht werden, um den Bluteinstrom in das Herz zu verbessern und ein Entwichen der Luft aus dem Herzen mit Entwicklung einer Luftembolie zu verhindern, außerdem mit Sauerstoff versorgt und unverzüglich intensivmedizinisch betreut werden.

Auch wenn nach Gabe einer Infusion *vergessen* wurde, das *Schlauchsystem* wieder *abzuklemmen,* kann Luft in den extrakorporalen Kreislauf gesaugt und dadurch eine Luftembolie verursacht werden. Luft im extrakorporalen Kreislauf äußert sich neben dem bereits erwähnten Absinken des Blutspiegels in der Luftfalle durch *Schaumbildung.* Kleine Schaummengen können durch Beklopfen des Blasenfängers gelöst und mit einer Spritze abgesaugt werden. Bei größeren Mengen muss das Schlauchsystem und ggf. auch der Dialysator gewechselt werden.

Luftembolien äußern sich klinisch durch

- Müdigkeit
- Tachykardie
- Hustenreiz
- Kopfschmerzen
- Beklemmungsgefühl
- Ruhedyspnoe
- Kollaps

- langfristig
  - Amyloidose
  - Entzündung.

Abhilfe schafft eine ausreichend *hohe Ultrafiltrationsrate*. Akut kann dies durch Verkürzung der Dialysezeit unter Beibehaltung der Ultrafiltrationsmenge oder durch Infusion und entsprechend höherer Ultrafiltration erreicht werden. Im letztgenannten Fall wird quasi eine Hämodiafiltration durchgeführt. Zur Vermeidung der Rückfiltration ist nur das zugeführte Volumen relevant. Welche Infusionslösung eingesetzt wird, muss abhängig vom Patienten entschieden werden. Physiologische Kochsalzlösung birgt die Gefahr der Salzüberlastung, Glukoselösung die Gefahr der Hyperglykämie, vor allem bei Patienten mit Diabetes mellitus.

Hinweis
Müssen einem Patienten stets oder meist nur geringe Volumina entzogen werden, sollte zur Hämodialyse kein Hochleistungsdialysator verwendet werden.

2.3.4 Zusammensetzung der Dialyseflüssigkeit

Durch *falsche Mischungen* können hyper- und hypoonkotische (osmotische) Dialyseflüssigkeiten entstehen. Die Gefahr bei hyperosmolaren Lösungen ist der *Übertritt von Salz aus dem Dialysat in das Blut*, wodurch z. B. die korpuskulären Bestandteile des Blutes schrumpfen und zerstört werden können. Bei hypoosmolaren Lösungen besteht die *Gefahr der Lyse*, insbesondere der Hämolyse. Diese wird erkannt, wenn Blut zentrifugiert wird und dabei das Plasma rot gefärbt bleibt. Ferner sind die Konzentrationen des freien Hämoglobins und LDH im Serum erhöht.
Als *Symptome* können bei *Hämolyse* auftreten:

- Rückenschmerzen
- Kopfschmerzen
- Kurzatmigkeit
- Beklemmungsgefühl
- Herzrhythmusstörungen (durch Hyperkaliämie).

Als einzige Akutmaßnahme muss die *Dialyse unverzüglich beendet* werden. Durch Bestimmung der Kalium- und Natriumkonzentration im Serum kann diese Komplikation nachgewiesen werden.

Auch zu *hohe Temperatur der Dialyseflüssigkeit*, Kupferbeimengungen in der Dialyseflüssigkeit aus den Rohrleitungen, Chloramine, Nitrate oder Formaldehyd (Rückstände aus der Dialysegerätdesinfektion) und infolge immunologischer Reaktionen (z. B. α-Methyl-Dopa, Clonidin, Penicillin, Phenacetin, Transfusionszwischenfälle) können beim Dialysepatienten Hämolysen auftreten. *Kupferbeimengungen* können führen zu:

- Bauchkrämpfen
- Diarrhö
- Kopfschmerzen
- Hämolyse.

Nach Stunden kann auch eine *Methämoglobinbildung* auftreten, die sich durch Hämolyse und Braunverfärbung des Blutes äußert. Neben Kupfer können auch Nitrate, Chloramin und Formalin sowie Temperaturen > 50 °C dazu führen. Verhindert kann die durch Chloramin bedingte Methämoglobinbildung durch Beimischung von 20 mg/l Ascorbinsäure. Unabhängig von der Genese besteht die Therapie in der Gabe von 1–2 mg/kg KG Methylenblau.

Durch *falsche Kalium- oder Kalziumkonzentrationen* können Hyper- und Hypokaliämien bzw. -kalzämien ausgelöst werden. Diese werden durch die Messung der Leitfähigkeit im Dialysegerät nicht erfasst. Diese erlaubt nur eine indirekte Kontrolle der Natriumkonzentration, da die Natriumkonzentration ca. 100fach höher ist als die von Kalium bzw. Kalzium. Bei Über- oder Unterschreiten der Leitfähigkeit wird ebenfalls Alarm ausgelöst. Lässt sich ein Alarm der Dialysatkontrollen des Dialysegerätes (Fluss, Leitfähigkeit) nicht durch Überprüfung der Konnektion bzw. der Konzentrate erklären und beseitigen, muss die Dialyse abgebrochen werden.

Ein *zu starker Unterdruck des Dialysates* resultiert aus einer Abklemmung oder Abknickung der die Dialyseflüssigkeit befördernden Schläuche. Im Pumpenkörper können Luftblasen entstehen, wenn undichte Stellen bestehen oder die Entgasung ungenügend war.

2.3.5 Leck in der Dialysatormembran

Bei der Herstellung, aber auch durch hohen transmembranösen Druck kann die Dialysatormembran reißen, wodurch Blut unkontrolliert auf die Dialysatseite übertreten kann. Um dies zu erkennen, wird bei jeder Trübung des Dialysates ein Alarm ausgelöst und der extrakorporale Kreislauf gestoppt. Bestätigt sich ein *Membranleck,* muss der Dialysator ausgetauscht werden.

2.3.6 Temperatur der Dialyseflüssigkeit

Normalerweise erfolgt die Dialyse gegen eine auf 37 °C temperierte Dialyseflüssigkeit. Ist die Temperatur zu hoch, kann der Patient *schwitzen* und ein *Hitzegefühl* vor allem in der Shuntvene empfinden. Bei zu geringer Temperatur der Dialyseflüssigkeit können *Frösteln* und *Gähnen* auftreten.

2.3.7 Venöser Druck

Ein *erhöhter Venendruck* kann durch venöse Stenosen, Vasospasmen im ableitenden (venösen) Schenkel des Shunts bedingt durch Medikamente, durch Pyrogenreaktionen, durch Abkühlung des Blutes, aber auch durch Aufsetzen im Bett entstehen. Auch das Lumen und die Lage der Dialysekanüle beeinflussen in Kombination mit der Blutflussgeschwindigkeit den venösen Druck.

Bei *Stenosen* im Shunt kann es neben einer Rezirkulation auch zu einem Anstieg des Hämatokrit im extrakorporalen Kreislauf kommen, da einem fast unveränderten Blutvolumen laufend weiter Wasser entzogen wird. Solches Blut wird dunkler und bewirkt wegen der höheren Viskosität einen Anstieg des Flusswiderstandes, wodurch der venöse Druck zunimmt.

2.3.8 Arterieller Druck

Infolge eines Missverhältnisses zwischen Pumpengeschwindigkeit und Blutangebot aus dem Shunt kann ein Unterdruck im zuleitenden Schenkel des extrakorporalen Kreislaufs entstehen (Saugen), was zur Schaumbildung führen kann. Ursächlich hierfür können eine *ungünstig platzierte Dialysekanüle,* aber auch ein *schlecht perfundierter Shunt,* in der Regel infolge einer *Anastomose-nahen Stenose,* sein. Bei schlecht positionierter Nadel hilft häufig ein Drehen der Nadel um ihre Längsachse, ein Fixieren unter Zug der Kanüle, seltener unter Druck, oder auch ein leichtes Anheben der Nadel und Unterlegen einer Kompresse, um die Nadel in dieser Position zu halten.

Eine weitere Möglichkeit für ein mangelndes arterielles Blutangebot besteht in einem kritischen *Abfall des systemischen Blutdrucks,* wodurch das Blutangebot für den Shunt und damit für den extrakorporalen Kreislauf sinkt und eine kritische Größe unterschreiten kann. Durch Schocklage, Injektion von Natriumchloridlösung, Infusion physiologischer Kochsalzlösung oder Gabe blutdrucksteigernder Medikamente wird der Blutdruck angehoben und damit das Blutangebot normalisiert oder zumindest gebessert. Vorübergehend kann die Senkung der Blutflussgeschwindigkeit ebenfalls hilfreich sein.
Bei einem Gefäßspasmus kann passager, bei einer Stenose oder Thrombose der Anastomose dauerhaft, ein zu geringes Blutangebot zur Alarmierung führen. In solchen Fällen ist eine Shuntrevision erforderlich.

2.3.9 Stromausfall

Bei Stromausfall muss das im extrakorporalen Kreislauf befindliche Blut durch Bedienung der Rollerpumpe per Hand retransfundiert werden.

2.4 Hypotension/Hypertension

Hypotension

Ursachen

Bedingt durch

- hohen Volumenentzug
- eingeschränkte Fähigkeit der Gegenregulation infolge von
  - Arteriosklerose
  - Herzklappenverkalkung
  - linksventrikulärer Hypertrophie
  - Herzinsuffizienz
  - autonomer Neuropathie

treten während der Hämodialysebehandlung häufig *akute Blutdruckabfälle* auf. Diese können bis zur Schocksymptomatik gehen und zur Ohnmacht des Patienten führen.

Symptome

Hypotensionen werden von den Patienten unterschiedlich empfunden. Als Symptome werden genannt:

- Müdigkeit
- Schläfrigkeit
- Hitzegefühl
- Bauchschmerzen
- Stuhldrang.

Vorbeugung

Um Hypotensionen vorzubeugen, kann die *Temperatur* der Dialyseflüssigkeit von normalerweise 37 °C bis auf 35 °C gesenkt werden. Die dadurch bewirkte Zentralisation des Kreislaufs stabilisiert die Blutversorgung von Herz und Gehirn. Ferner kann die *Natriumkonzentration* der Dialyseflüssigkeit von normalerweise 141 mmol/l auf 144 mmol/l, in Einzelfällen sogar auf 148 mmol/l erhöht werden. Dabei ist aber zu beachten, dass individuell unterschiedlich, grundsätzlich aber das *Durstgefühl* mit höherer Natriumkonzentration und damit auch der interdialytische Volumenzuwachs zunimmt. Zusätzlich kann dadurch langfristig auch der Blutdruck steigen und eine Anpassung der antihypertensiven Therapie erforderlich werden.

Therapie

Bei akuter Hypotonie kann ebenso wie bei der Behandlung von Krämpfen 20 ml 10 %ige Kochsalzlösung injiziert werden, wodurch das intravasale Volumen schneller wieder aufgefüllt werden kann. Die direkte Volumengabe in Form von 100–200 ml physiologischer Kochsalzlösung stabilisiert den Kreislauf ebenfalls ziemlich schnell.

Treten laufend Hypotonien auf oder ist der Patient auch am dialysefreien Tag hypotensiv mit entsprechender klinischer Symptomatik (Schwindel, Müdigkeit), sollte zuerst die antihypertensive Therapie überprüft und reduziert und als zweiter Schritt das Trockengewicht erhöht werden, sofern es die kardiale und pulmonale Situation des Patienten erlaubt. Hypotensionen, die trotz aller genannter Maßnahmen nicht beherrschbar sind, erfordern eine *kardiologische Abklärung,* da sie für ein dekompensiertes Klappenvitium, eine Endokarditis oder eine Myokardinsuffizienz sonstiger Genese sprechen können.

Ausdruck eines Volumenmangels können auch *Tachykardien* sein. Differentialdiagnostisch käme auch eine *Hypokaliämie* als Auslöser infrage.

Hypertension

Gerade Patienten mit langjährig bestehender ausgeprägter Hypertonie neigen bei zu geringem Trockengewicht leicht dazu, während der Dialyse mit dem Blutdruck stark anzusteigen und können gegen Ende der Dialyse sogar eine beginnende hypertensive Krise entwickeln. Neben einer stärkeren *antihypertensiven Therapie* kann auch eine leichte *Anhebung des Trockengewichts* zur Normalisierung des Blutdruckes während der Dialyse führen. Hypertensive Entgleisungen im Rahmen der Dialysebehandlung sind besonders kritisch zu sehen, da infolge der hohen Antikoagulation und der meist bestehenden Arteriosklerose leichter und in ausgeprägterem Maße Gehirnblutungen auftreten können.

2.5 Hypoglykämie

Hinweis
Während der Dialyse wird dem Blut abhängig vom Glukosegehalt der Dialyseflüssigkeit auch Glukose entzogen. Deshalb sollte bei Patienten mit insulinpflichtigem Diabetes mellitus stets vor und nach der Hämodialysebehandlung die Glukosekonzentration im Serum bestimmt werden, damit die Insulindosis den aktuellen Erfordernissen angepasst werden kann.

Therapie
Um der Hypoglykämie zu begegnen, erhalten die Patienten während der Behandlung etwas zu essen. Bei Bedarf kann ein gesüßtes Getränk gereicht oder Traubenzucker oral gegeben werden. Bei deutlicher Hypoglykämie müssen unter Umständen mehrmals 10 ml einer 40 %igen Glukoselösung (= 4 g Glukose) gespritzt werden. Als Nebenwirkung kann dadurch eine Hypokaliämie entstehen, die dann ggf. zusätzlich behandelt werden muss.

Wegen der bei Beseitigung der Urämie abnehmenden Insulinresistenz muss bei niereninsuffizienten Patienten während der ersten Wochen der Hämodialysebehandlung die im Präterminalstadium der Niereninsuffizienz verordnete *Insulindosis* meist *deutlich (um ca. $^{1}/_{3}$) vermindert* werden. In Einzelfällen kann völlig auf Insulin verzichtet werden. Bereits vor der Dialysepflichtigkeit muss in der Regel die Insulindosis mit zunehmender Einschränkung der Nierenfunktion vermindert werden, da die biologische Halbwertszeit von Insulin infolge der abnehmenden renalen Ausscheidung/Metabolisierung zunimmt.

Mit zunehmender Niereninsuffizienz und mit Beginn der Hämodialysebehandlung muss auch die Dosis oraler Antidiabetika der Nierenfunktion angepasst werden, um zunehmende und protrahierte Hypoglykämien infolge von Medikamentenkumulation zu verhindern.

Klinisch relevante bzw. vital bedrohliche Hyperglykämien werden während der Hämodialysebehandlung praktisch nie beobachtet, da überschüssige Glukose durch die Dialyse dem Körper entzogen wird.

2.6 Krämpfe

Durch die rasche Verschiebung von Ionengradienten, vor allem der von Kalium und Natrium, sowie durch den raschen Volumenentzug treten unkontrollierte, tonische *Muskelkontraktionen* auf, die von den Patienten als unangenehme und schmerzhafte Krämpfe empfunden werden. Sie treten in der Regel dann auf, wenn während einer Dialyse ein zu hohes Volumen (meist über 3 l) entzogen werden muss oder wenn der Patient ein zu niedrig festgelegtes Trockengewicht hat bzw. durch Fehlwiegung oder durch versehentliche falsche Volumenvorgabe für die Maschine oder zu hohe Zwangsultrafiltration des Dialysators. Begünstigt wird ihr Auftreten durch eine Neuropathie und eine peripher arterielle Verschlusskrankheit. Symptome beider Erkrankungen, Parästhesien und Ischämieschmerz, werden vom Patienten nicht selten mit echten Krämpfen verwechselt. Klinisch ist die Unterscheidung meist unschwer möglich, wenn geprüft wird, ob die Muskeln (i. d. R. die Waden) verkrampft, verhärtet sind.

Therapie

Als akute Therapie hat sich die *Injektion von isotoner Kochsalzlösung, 40 %iger Glukoselösung* oder eine Mischung aus beiden bewährt. Bei Patienten mit Diabetes mellitus sollte allerdings die Injektion von Glukose mit Zurückhaltung erfolgen, um die dialysebedingten Blutzuckerschwankungen nicht noch zu verstärken. Die Wirkung von Kochsalz beruht wahrscheinlich auf der beschleunigten Wiederauffüllung des Intravasalvolumens, die von Glucose auf einer Kaliumverschiebung aus dem Blut in die Muskelzelle.

Im Gegensatz dazu können *Ischämie-bedingte Schmerzen* bei peripher arterieller Durchblutungsstörung auch durch die *Gabe inotroper Substanzen (Etilefrin)* oder indem der Patient die Beine aus dem Bett oder vom Sessel hängen lässt, gemildert oder beseitigt werden.

Treten häufig Krämpfe auf, muss ebenso wie bei laufender Hypotonie über eine *Anhebung des Trockengewichts* nachgedacht werden.

2.7 Peritonealdialyse

2.7.1 Leck

Das Risiko, ein Leck an der Implantationsstelle zu entwickeln, wird erhöht, wenn die komplette Füllung der Bauchhöhle mit Dialyseflüssigkeit zur Durchführung der CAPD zu früh nach der Implantation des Katheters begonnen wird. Klinisch kann sich ein derartiges Leck durch *nasse Verbände und Bekleidung*, weniger offensichtlich aber auch durch ein *Leisten- oder Skrotalödem* äußern. In den beiden letztgenannten Fällen ist ein Leck durch den offenen Processus vaginalis entstanden, wofür nicht der Katheter an sich, sondern der durch die Peritonealdialyse erhöhte intraabdominelle Druck verantwortlich ist. Um zu bestätigen, dass es sich bei der Flüssigkeit um Peritonealdialyseflüssigkeit handelt, kann mittels eines Zuckerteststreifens deren (hoher) Glukosegehalt gezeigt werden.

Therapie

Zur Beseitigung eines Lecks wird zunächst auf einen *häufigeren Wechsel kleinerer Dialysevolumina* und *Bettruhe* umgestellt. Falls damit keine ausreichend effektive Dialyse möglich ist, kann entweder auf eine automatisierte Form der Peritonealdialyse (z. B. CCPD, IPD) oder nach Implantation eines entsprechenden Katheters auch auf Hämodialyse umgestellt werden. Nur selten ist ein Katheterwechsel erforderlich. Prophylaktisch sollte allerdings eine *Antibiose* erfolgen, um einem Tunnelinfekt sowie einer Peritonitis vorzubeugen.

2.7.2 Erschwerter Ausfluss

Diese Komplikation tritt relativ früh nach der Implantation auf, kann aber auch nach einer Peritonitis oder ohne fassbare Faktoren entstehen.

Therapie
Um diese Komplikation zu beseitigen, muss mittels Sonographie, Kontrastmittelinstillation und Röntgenkontrolle oder durch eine native Beckenübersichtsaufnahme geprüft werden, ob der Katheter abgeknickt ist und wo seine Spitze liegt. Ein vorhandener Knick oder eine Adhäsion kann häufig gelöst werden, wenn die Darmmobilität durch Laxanzien oder Einläufe und Bewegung verbessert wird. Im Einzelfall besteht auch die Möglichkeit mittels Führungsstab blind oder mittels Laparoskopie unter Sicht Adhäsionen zu lösen oder Lagekorrekturen zu versuchen. Falls ein Fibrinpfropf den Ausfluss erschwert, sollte der Dialyseflüssigkeit Heparin zugesetzt und ggf. der Katheter mit Urokinase (5.000 IE mit physiologischer, 0,9 %iger Kochsalzlösung auf 40 ml verdünnt) instilliert werden. Gelingt die Reposition des Katheters nicht, muss ein neuer Peritonealdialysekatheter implantiert werden.

2.7.3 Infektionen

Infektion der Austrittsstelle
Meist genügt eine *antiseptische Lokalbehandlung*. Falls eine *Antibiose* eingeleitet werden muss, sollte diese gegen die am häufigsten dafür verantwortlichen Keime (Staphylococcus aureus, Staphylococcus epidermidis) wirken und mindestens zwei Wochen beibehalten werden. Spricht die Infektion nicht auf Antibiotika an, muss der subkutane Cuff des Katheters gelöst und der Katheter entfernt werden. Der neu zu implantierende Katheter sollte dann allerdings auch an einer anderen Stelle implantiert werden.

Durch Infektionen der Austrittstelle, aber auch durch mechanische Reizung kann die Haut über dem äußeren Cuff des Katheters mazerieren, wodurch dieser durch die Haut nach außen dringt. In solchen Fällen sollte der Katheter entfernt bzw. gewechselt werden.

Tunnelinfektion
Dehnt sich die Infektion weiter in die Tiefe aus, besteht meist eine schmerzhafte Dehnung durch Schwellung der Haut mit Knötchenbildung und Rötung. Jeder Tunnelinfekt kann Ursache rezidivierender Peritonitiden sein. Tunnelinfekte sprechen nur schwer auf Antibiotika an, weshalb es erforderlich werden kann, den Katheter zu entfernen und nach zwei- bis dreiwöchiger *Antibiose* einen *neuen Katheter* an anderer Stelle zu implantieren.

2.7.4 Abdomenschmerzen

Abdominelle Schmerzen können hervorgerufen werden durch:

- zu niedrigem pH-Wert
- abnorm hohe Temperatur der Dialyselösung
- Verklebungen des Omentum
- während des Einlaufens zunehmendem Druck der Dialyseflüssigkeit auf Nachbarorgane (Rektum, Vagina, Samenstrang).

Besteht der Schmerz auch unabhängig vom Einlauf, müssen alle schmerzhaften Erkrankungen des Abdomens mit Peritonitis in die Differentialdiagnose einbezogen werden (Appendizitis, Divertikulitis, Adnexitis etc.).

Peritonitis
Eine Peritonitis stellt bei Peritonealdialysepatienten mit einer Inzidenz von 1:12–18 Monate die häufigste ernste Komplikation dar. Sie ist durch *Schmerzen* und *trüben Auslauf* gekennzeichnet. Die Behandlung sollte möglichst stationär erfolgen und besteht aus stündlichem bis zweistündlichem Wechsel der Dialyseflüssigkeit *(Spülen)*, wobei jedem Beutel ca. 1.000 IE Heparin und ein Antibiotikum zugesetzt werden. Vor der ersten Gabe des Antibiotikums sollten Aliquots des Dialysates zur mikrobiologischen Untersuchung (anaerob, aerob) asserviert werden. Eine

Gramfärbung sollte darüber entscheiden, welches Antibiotikum bis zum Vorliegen der Austestung bzw. der klinischen Heilung eingesetzt wird. Die Therapie wird mindestens einmal täglich anhand der Leukozytenzahlen im Sediment des Dialysates und der Eiweißkonzentration im Dialysat kontrolliert.

Am häufigsten ist eine *Einschleppung von Hautkeimen* (Staphylokokken), aber auch von *Fäkalkeimen* (E. coli) durch *unzureichende Hygienemaßnahmen* beim Wechsel der Peritonealdialyseflüssigkeit. Es können aber auch Infektionen infolge von Durchwanderungen der Darmwand oder bei Divertikulitis entstehen.
Durch die Peritonitis kann eine außerordentlich *hohe Absorption von Glukose* aus der Dialyselösung erfolgen, wodurch deren osmotische Wirkung vermindert wird. In solchen Fällen wird die Ultrafiltration gesteigert, wenn die Zykluszeit (zeitlicher Abstand der Dialyselösung) kurz (ca. 30 min) gehalten wird.

Sollte die Dialyseeffektivität durch die Peritonitis leiden, muss ein *Shaldon-Katheter* gelegt werden, um zumindest vorübergehend eine Hämodialyse durchführen zu können. Ob nach einer Peritonitis die Peritonealdialyse weiterhin durchgeführt werden kann, lässt sich anhand von Tests klären, die die Diffusionskapazität des Peritoneums messen.

Zusammenfassung

Befund/ Symptom	mögliche Ursache	Maßnahmen
Thrombosierung des extrakorporalen Kreislaufs	unzureichende Antikoagulation zu hohes Ultrafiltrationsvolumen	höhere Antikoagulation bei nächster Dialyse längere Dialysezeit oder leistungsfähigerer Dialysator
	Hyperlipidämie	Lipid-senkende Medikamente
	zu geringes arterielles Blutangebot	langsamer Blutfluss Shuntrevision

Befund/ Symptom	mögliche Ursache	Maßnahmen
Venöser Druckalarm	Klemme nicht geöffnet Thrombosierung des Dialysators Thrombosierung des venösen Schenkels im extrakorporalen Kreislauf Dislokation der venösen Nadel Abflussstenose im Shunt	Klemme öffnen Spülen/Dialysator wechseln Spülen/Schlauch wechseln/Dialyse abbrechen korrekte Platzierung, Neupunktion Shuntrevision
Arterieller Druckalarm	zu geringes Blutangebot dislozierte Nadel Klemme nicht geöffnet	geringerer Blutfluss Shuntrevision korrekte Platzierung Neupunktion Klemme öffnen
Dialysatalarm	fehlende Wasserversorgung Ringleitung defekt Dialysatschläuche geknickt/gelockert Konzentrat leer	Wasserhähne öffnen Druck seitens Wasserversorgung Umstellen auf dezentrale Versorgung Defekt beseitigen, Maschine austauschen Konzentrat nachfüllen
Krämpfe	zu hoher Volumenentzug Salzmangel zu niedriges Sollgewicht Neuropathie	Volumenentzug senken ggf. Zwischendialyse Volumenzufuhr reduzieren Leitfähigkeit steigern Salzlösung injizieren Sollgewicht erhöhen neurotrope Vitamine

Befund/ Symptom	mögliche Ursache	Maßnahmen
Kopfschmerzen	Dysäquilibrium	Dialysezeit modifizieren Infusion osmotisch aktiver Substanzen
	Hypertonie	Leitfähigkeit senken Antihypertensiva modifizieren
	Blutung	Diagnostik Heparinzufuhr senken
	Alkalose	Bikarbonatzufuhr senken
Schmerzen in den Beinen	zu hoher Volumenentzug	Volumenentzug senken ggf. Zwischendialyse Volumenzufuhr reduzieren
	Salzmangel	Leitfähigkeit steigern Salzlösung injizieren
	zu niedriges Sollgewicht	Sollgewicht erhöhen
	Durchblutungsstörungen	Volumenentzug senken Lagerung (Beine tief) Blutdruck steigern
Müdigkeit	Volumenmangel	Ultrafiltration reduzieren Volumen substituieren
	Anämie	Blutverlust lokalisieren und beseitigen Erythropoetin-/Eisengabe steigern Vitamine substituieren
Husten	Bradykinin bei ACE-Hemmer und AN 69-Membran	Dialyse abbrechen ACE-Hemmer absetzen andere Membran wählen

Befund/ Symptom	mögliche Ursache	Maßnahmen
Husten	Lungenembolie	Dialyse abbrechen Lagerung
Dyspnoe	Überwässerung Herzinsuffizienz Allergisierung Ventilationsstörung Anämie	Volumenentzug steigern Volumenentzug steigern andere Medikamente andere Kunststoffe Allergen vermeiden Therapie optimieren Erythropoetin-/Eisengabe steigern, Vitamin-Substitution
Haarausfall	Hormonstörungen Spurenelementmangel Heparin	Hormonersatztherapie Spurenelemente ergänzen niedermolekulares Heparin
brüchige Fingernägel	Eisenmangel	Eisen substituieren
Hypertonie	Überwässerung Compliance	Sollgewicht senken Antihypertensiva umstellen
Hypotonie	Volumenmangel Überdosierung von Antihypertensiva	Sollgewicht erhöhen Antihypertensiva reduzieren oder Ansetzen positiv inotrope Substanzen
Blutung	Verletzung Heparinüberdosierung	Kausale Therapie Protamininjektion Heparindosis reduzieren

3 Langzeitkomplikationen durch Niereninsuffizienz und Nierenersatztherapie

3.1 Endokrinologie

Die Hypophysenfunktion scheint bei Niereninsuffizienz nicht nennenswert beeinträchtigt zu sein: Die Plasmakonzentrationen des luteinisierenden Hormons (LH) und der Hypophysenhormone, die die Leydig-Zellen zur Testosteronsynthese anregen, sind normal oder gering erhöht. In der Regel sind die Konzentrationen des Follikel-stimulierenden Hormons (FSH) im Plasma ebenfalls im Normbereich. Die Konzentrationen von LH und FSH steigen im Plasma nach Gabe von Gonadotropin-Releasing-Hormonen oder Clomifen (nicht steroidales Antiöstrogen) angemessen an. Die Gabe von Testosteron führt zur Abnahme der Plasma-LH-Konzentration.

Verminderte Libido, Impotenz und Infertilität sind bei Dialysepatienten häufig. Zunächst sollten nichtendokrine Ursachen dieser Störungen, wie Durchblutungsstörungen infolge der Arteriosklerose und autonomen Neuropathie durch Diabetes und Urämie, ausgeschlossen werden. Die endokrinologische Untersuchung sollte die Bestimmung der Konzentrationen von Testosteron, FSH, LH, Prolaktin, Zink, sowie ein Spermiogramm umfassen.

3.1.1 Erythropoetin

Mit zunehmender Niereninsuffizienz sinkt die Fähigkeit der Niere, Erythropoetin zu bilden. Dadurch nimmt die Hämoglobinsynthese ab und die Anämie zu. Weitere zur Anämie beitragende Faktoren sind *Blutverluste* während der Dialyse. Bei dieser gehen ca. 2 ml Blut durch Bindung an die Dialysatormembran oder die Oberflächen des extrakorporalen Kreislaufs verloren. Auch durch häufige und umfangreiche Blutentnahmen gehen dem Patienten jährlich etwa 100–200 ml Blut verloren.

Beim Dialysepatienten gehen im Mittel 5 ml/Tag als *okkulte Verluste* von Blut über den Darm verloren (bei Gesunden: 0,2–0,8 ml/Tag). Dieser Verlust hängt nicht mit der Heparindosis zusammen, sondern beruht vielmehr auf einer höheren Inzidenz von Gastritis (urämische Gastritis) oder gastrointestinaler Teleangiektasien. Durch den Blutverlust kann ein *Eisenmangel* auftreten, der intravenös ausgeglichen werden muss. Auch Aluminium kann für die mikrozytäre Anämie der Dialysepatienten (mit-) verantwortlich sein. Zusätzlich ist bei den meisten Hämodialysepatienten die *Erythrozytenüberlebenszeit* von 115 Tagen auf 73 Tage *vermindert.*

3.1.2 Parathormon

Die Plasmakonzentrationen des Parathormons sind bei Dialysepatienten primär infolge der gesteigerten Sekretion erhöht, wobei allerdings auch der Abbau vermindert ist. Der wichtigste Grund für den *Anstieg der Parathormonkonzentration* ist die verminderte Konzentration des ionisierten Kalziums im Serum. Diese beruht auf der Hyperphosphatämie infolge der Phosphatretention, einer verminderten intestinalen Absorption von Kalzium infolge der verminderten Synthese von 1,25-Dihydroxycholecalciferol und einer Skelettresistenz gegen Parathormon.

Klinisch manifestiert sich der sekundäre Hyperparathyreoidismus in der *renalen Osteodystrophie.* Symptome können auftreten in Form

- ausgedehnter Kalziumablagerungen in der Media der Arterien
- schmerzhafter, manchmal nekrotischer Hautläsionen
- Arthritis und Periarthritis
- pulmonaler und kardialer Fibrose
- (damit verbundener) Kalziumablagerungen in Organen.

Zusätzlich treten vermehrt Spontanrupturen der Extensorsehnen (Quadrizeps, Trizeps, Finger) auf.

3.1.3 Insulin

Die Niereninsuffizienz und Urämie führt einerseits zu einer relativen *Insulinresistenz,* andererseits zu einem *verlangsamten Abbau des Insulins.* Mit zunehmender Einschränkung der Nierenfunktion steigt die Halbwertszeit von Insulin an, sodass die Dosis vermindert werden muss. Besonders zu Beginn der Dialysepflichtigkeit ist meist eine deutliche *Dosisreduktion erforderlich,* um rezidivierende, massive Hypoglykämien zu verhindern.

3.1.4 Schilddrüsenhormone

Bei Dialysepatienten ist die Plasmakonzentration von T_4 normalerweise normal, während die Konzentration von T_3 deutlich vermindert ist. Vermutlich ist dafür eine verminderte Konversion von T_4 zu T_3 verantwortlich. Die TSH-Konzentrationen liegen normalerweise im Normbereich. Die TSH-Sekretion der Hypophyse ist durch Gabe von TRH normal stimulierbar, und die Schilddrüse reagiert auf zugeführtes TSH normal.

Die Bindung von T_4 an Proteine kann durch die Urämie vermindert sein. Deshalb sollte bei Dialysepatienten die Diagnose einer Hypothyreose nicht anhand der niedrigen Serumkonzentrationen von T_3 und T_4 erfolgen, sondern erst dann, wenn eine deutliche Erhöhung der TSH-Konzentrationen im Serum nachgewiesen wird. Eine unangemessene Behandlung der „Hypothyreose" bei Dialysepatienten durch Thyroxinsubstitution kann zu einem deutlichen Eiweißstickstoffverlust führen. Die Diagnose Hyperthyreose kann anhand der üblichen Kriterien (erhöhte Gesamt- und freie Konzentration von T_4 und/oder T_3) gestellt werden.

3.1.5 Sexualhormone

Testosteron und Östrogen

Die Konzentrationen des gesamten und des freien *Testosterons* sind im Serum von Dialysepatienten vermindert, vermutlich in-

folge verminderter Bildung in den Leydig-Zellen. Das Volumen der Samenflüssigkeit und die Zahl sowie die Beweglichkeit der Spermien sind vermindert.
Bei den meisten Dialysepatientinnen sind die *Östradiolkonzentrationen* im Plasma normal, was auf ein funktionsfähiges Ovar hinweist. Ferner ist das negative Feed-back erhalten, was durch den Anstieg der FSH- und LH-Konzentration im Plasma nach Clomifengabe und nach der Menopause bestätigt wird. Das positive Feed-back von Östrogen auf den Hypothalamus, durch den in Zyklusmitte der Anstieg von FSH und LH bestimmt wird, ist dagegen gestört.

Priapismus
Bei Dialysepatienten kann Priapismus auftreten, dessen Ursache unbekannt ist, aber einer sofortigen *chirurgischen Intervention* bedarf, sofern er nicht innerhalb weniger Stunden von selbst verschwindet.

Genitalödem
Patienten, die mittels Peritonealdialyse behandelt werden, können ein Genitalödem entwickeln, da das Dialysat durch einen offenen Prozessus vaginalis, eine *ventrale Hernie* oder einen *Defekt des Peritoneums* durch eine nicht zugeheilte Kathetereintrittstelle oder eine vorausgegangene Operation in die Genitalregion fließt. Mittels Laparoskopie, Gabe eines Kontrastmittels mit nachfolgendem Röntgen oder Computer- bzw. Kernspintomographie können Lokalisation und Ursache des Lecks erkannt werden. Eine deutlich sichtbare inguinale oder ventrale Hernie oder ein großer Processus vaginalis sollten operativ verschlossen werden, um die Gefahr einer *Darminkarzeration* oder *-strangulation* zu vermeiden.

Gestörte Hypothalamus-Hypophyse-Ovar-Achse
Bei Dialysepatientinnen ist die Hypothalamus-Hypophyse-Ovar-Achse gestört, was zur *verminderten Fertilität*, zum *Libidoverlust* und zu *dysfunktionellen Blutungen* führt und die Gefahr der Entstehung eines Endometriumkarzinoms erhöht. Infolge der verminderten LH-Konzentration sind bei Dialysepatientinnen *anovulatorische Zyklen* und *Sterilität* die Regel. Einige Dia-

lysepatientinnen können infolge ihres Östrogenmangels und der damit verbundenen verminderten Lubrikation unter *Dyspareunie* leiden. Therapeutisch kann dies durch intravaginale Applikation konjugierter Östrogene oder orale Gabe von Östrogen-Progesteron-Kombinationen gebessert werden.

Menstruationsstörungen
Viele Frauen entwickeln eine *Amenorrhö*, sobald die glomeruläre Filtrationsrate unter 10 ml/min fällt, obwohl viele Hämodialysepatientinnen weiterhin, teilweise auch regelmäßig menstruieren. Bei der Peritonealdialyse scheint der Anteil menstruierender Patientinnen höher zu sein als bei der Hämodialyse.

Merke
Dysfunktionelle Uterusblutungen müssen als mögliches Frühzeichen eines Endometriumtumors beachtet werden und können wegen des Blutverlustes auch Transfusionen erforderlich machen.

Während der Menstruation sollte die *Heparindosis* bei der Dialyse möglichst *niedrig* gehalten werden. Bei Peritonealdialysepatientinnen kann während der Menstruation oder der Ovulation das Peritonealdialysat blutig tingiert sein. Als einzige Maßnahme wäre zu überlegen, ob auf den Heparinzusatz zur Dialyseflüssigkeit verzichtet werden sollte. In seltenen Fällen kann während der Menstruation oder Ovulation ein Hämoperitoneum oder eine aseptische Peritonitis auftreten.

Schwangerschaft

Hypertonierisiko
Werden Dialysepatientinnen schwanger, stellt die Hypertonie das wichtigste mütterliche Risiko dar. Dies trifft auch für Schwangere mit Nierenerkrankungen, aber ohne Dialysepflichtigkeit zu. Auch schwere Formen der Schwangerschaftshypertonie können oft auch ohne Interruptio mittels Methyldopa oder Betablockern, eventuell ergänzt durch Hydralazin, Nifedipin oder Clonidin sowie Prazosin, zufriedenstellend behandelt werden.

Vor- und Nachteile der Peritonealdialyse
Für Schwangere scheint die Peritonealdialyse einige *Vorteile* zu bieten:

- Volumenhomöostase
- geringere Gefahr der Hypertonieentwicklung
- bessere Ernährung.

Nachteilig ist das mit fortschreitender Schwangerschaft zunehmende Problem der *abdominellen Volumenbelastung*.

Heparinisierungsprobleme
Bei Hämodialysepatientinnen könnte die Heparinisierung Probleme verursachen, obwohl Heparin die Plazenta nicht überwinden kann. Meistens wird versucht, die Dialyseintensität zu steigern, um prädialytische Harnstoffkonzentrationen von 15–60 mg/dl zu erreichen.

Anämie
Bei schwangeren Dialysepatientinnen kann sich die Anämie verstärken, es sollte aber versucht werden, den Hämatokrit bei mindestens 25 % zu halten, um eine Hypoxämie des Fötus zu vermeiden.

Entbindung
Die Entbindung erfolgt bei Dialysepatientinnen wegen Hypertonie, frühzeitig einsetzender Wehen und fötaler Störungen *meist vorzeitig*. Frühzeitig einsetzende Wehen können erfolgreich mit Terbutalin und durch eine erhöhte Magnesiumkonzentration der Dialyseflüssigkeit behandelt werden.

Neugeborene
Die Neugeborenen sind bezogen auf die Tragzeit *häufig klein*, wobei allerdings nicht klar ist, ob diese Retardierung auf der Urämie an sich oder auf der mütterlichen Hypertonie beruht. Es scheint aber keine erhöhte Inzidenz kongenitaler Anomalien oder späterer Entwicklungsstörungen zu geben.

3.2 Mineralstoffwechsel

Durch die verminderte renale Synthese von 1,25-Dihydroxycholecalciferol kommt es zu einer *Hypokalzämie*, die sich mit zunehmender Niereninsuffizienz verstärkt. Gleichzeitig besteht bei fast allen Dialysepatienten eine unterschiedlich ausgeprägte *Hyperkaliämie*.
Zum Ausgleich der Hypokalzämie können oral zu applizierende *Kalziumsalze* sowie die Gabe von aktiven *Vitamin-D-Metaboliten* erforderlich sein.
Symptome einer Hyperkaliämie können sein:

- Adynamie
- Muskelschwäche
- Herzrhythmusstörungen.

Die Hyperkaliämie wird durch die Dialyse ausgeglichen. Meist werden Dialyseflüssigkeiten mit Kaliumkonzentrationen von 2 mmol/l eingesetzt. Lässt sich die Kaliumkonzentration im Serum durch die Dialyse trotz ausreichend hohem Blutfluss (200–300 ml/min) und ausgeglichener Azidose nicht ausreichend senken, muss an eine Stenose im Shunt mit daraus resultierender Rezirkulation gedacht werden.

3.2.1 Renale Osteopathie

Infolge

- Hyperphosphatämie
- Azidose
- Hypokalzämie
- verminderter Synthese von 1,25-Dihydroxycholecalciferol

entwickelt sich ein *sekundärer Hyperparathyreoidismus*, der typischerweise zum Bild der *renalen Osteopathie* mit *erhöhtem Knochenumsatz* führt.
In den letzten Jahren nahm die Zahl der Patienten mit einer renalen Osteopathie mit vermindertem Knochenumsatz zu. *Ursächlich* dürften dafür sein:

- zunehmende Zahl der Patienten mit Diabetes mellitus
- älter werdende Dialysepatienten
- zu hohe Dosen kalziumhaltiger Phosphatbinder.

Zur *Prophylaxe* der renalen Osteopathie sollten möglichst frühzeitig aktive Vitamin-D-Metaboliten appliziert und die Phosphatzufuhr gesenkt werden. Die *Therapie* der Osteopathie mit hohem Knochenumsatz besteht ebenfalls in einer Gabe aktiver Vitamin-D-Metaboliten und der Senkung der Phosphatkonzentration im Serum, die der Osteopathie mit niedrigem Knochenumsatz in der Senkung der Kalziumkonzentration im Dialysat.

3.2.2 Weichteilverkalkung

Durch folgende Faktoren können Weichteilverkalkungen entstehen, die sich als *Verkalkung* der Gefäße (Media-Kalzinose), der Gelenke oder der Muskeln und des Bindegewebes äußern können:

- sekundärer Hyperparathyreoidismus
- Hyperphosphatämie
- Kalziumbelastung des Organismus durch Phosphatbinder.

Durch die *Media-Kalzinose* kleinster Kapillaren können in der Peripherie *Nekrosen* entstehen. Bei deren Heilung wird durch Leukozyten Histamin freigesetzt, was zum *Juckreiz* der Dialysepatienten beitragen kann.
Die Media-Kalzinosen größerer Gefäße kann führen zu:

- peripher arterieller Verschlusskrankheit
- koronarer Herzkrankheit
- Karotisstenose
  und dadurch zu tödlichen Folgen wie
  - Myokardinfarkt
  - Apoplex.

Vermeidung der Media-Kalzinose
Da eine einmal entstandene Media-Kalzinose nicht mehr reversibel ist, muss mit allen Mitteln versucht werden, diese zu vermeiden. Wesentliche Ansatzpunkte hierfür sind:

- Senkung der Phosphatkonzentration im Serum durch Diät und orale Phosphatbinder
- Vermeidung des sekundären Hyperparathyreoidismus durch Gabe aktiver Vitamin-D-Metabolite und Vermeidung einer Kalziumüberladung.

3.3 Hypertonie

Viele Dialysepatienten leiden unter einer arteriellen Hypertonie, die *mit zunehmender Niereninsuffizienz schlechter* wird, aber auch die primäre Ursache für eine Nierenerkrankung (Nephrosklerose) sein kann. Durch die Niereninsuffizienz entwickelt sich häufig auch bei vorher normotonen Patienten eine arterielle Hypertonie, da das Renin-Angiotensin-Aldosteron-System aktiviert wird und gleichzeitig eine Hypervolämie und Natriumretention auftritt.

Über 80 % der hypertonen Dialysepatienten können durch *Senkung des Trockengewichts* und *vermehrtem Natriumentzug* (niedrigere Leitfähigkeit = geringere Natriumkonzentration im Dialysat) zu Normotonikern konvertieren oder zumindest mit einer geringeren Anzahl von Antihypertensiva bzw. geringeren Dosen normotensiv gehalten werden. Hypertone Patienten, deren Blutdruckwerte durch einen Volumenentzug nicht gebessert werden können, weisen häufig eine hohe bis erhöhte Reninkonzentration auf, sodass die kausale Therapie in einer (bilateralen) Nephrektomie bestehen würde.

3.4 Herzinsuffizienz

Durch

- langjährig bestehende Hypertonie mit linksventrikulärer Hypertrophie und dadurch bedingtem fibrotischen Umbau des Myokards
- koronare Herzkrankheit, ggf. mit Myokardinfarkten

- Myokardkalzinose
- beständige Volumenüberlastung
- rasche, dialysebedingte Volumenschwankungen

entwickelt sich häufig im Laufe der Jahre eine zunehmende globale Herzinsuffizienz. Diese wiederum senkt die Adaptationsbreite des Herzens und erhöht die Wahrscheinlichkeit, dass während der Dialyse *Hypotonien* auftreten.

3.5 Überwässerung

Die Einschränkung der Trinkmenge stellt für viele Dialysepatienten das größte Problem dar, weshalb die interdialytischen Gewichtszunahmen zu hoch sind und bei der Dialyse zu Hypotonien und Krämpfen führen. Langfristig begünstigt die chronische Volumenüberladung die Entstehung einer dilatativen *Kardiomyopathie* bzw. einer (globalen) *Herzinsuffizienz*. Eine akute Überwässerung kann sich als *fluid lung* und damit *Atemnot* äußern.

Sofern der Patient noch eine *Restdiurese* hat, sollte diese durch hoch dosierte *Diuretika* unterstützt und gesteigert werden. Dadurch wird die Volumenbelastung des Patienten deutlich gesenkt und in vielen Fällen auch eine renale Restentgiftung zusätzlich zur Dialyse begünstigt. Gerade für Peritonealdialysepatienten ist diese Restdiurese essenziell, da die Dialyse alleine nicht zur ausreichenden Entgiftung und Flüssigkeitsausscheidung führt.

3.6 Gerinnungsstörungen

Sowohl durch die Niereninsuffizienz als auch durch die für den extrakorporalen Kreislauf erforderliche Antikoagulation bestehen bei den Patienten Gerinnungsstörungen. Diese können primär *thrombogen* oder *hämorrhagisch* sein. Betroffen kann sowohl das plasmatische als auch das thrombozytäre Gerinnungssystem sein.

Erhöhte Hämatom- und Blutungsneigung
Die für den extrakorporalen Kreislauf erforderliche maximale Antikoagulation mittels *Heparin* kann auch am dialysefreien Tag zu einem leichteren Auftreten von Hämatomen führen. Begünstigt werden diese durch Gefäßschädigungen infolge von Arteriosklerose und möglichem Vitaminmangel. Auch die trockene und verletzliche Haut des Dialysepatienten kann hierzu beitragen. Durch Heparin kann zusätzlich in seltenen Fällen (ca. 1 %) eine *heparininduzierte Thrombozytopenie* auftreten (HIT), die zum sofortigen Absetzen des Heparins und Wechsel auf ein anderes Antikoagulans für den extrakorporalen Kreislauf zwingt. Differenzialdiagnostisch müssen alle anderen Ursachen einer Thrombozytopenie, wie z. B. Sepsis, ausgeschlossen werden. Beweisend können auch HIT-Antikörper nachgewiesen werden.

Viele Dialysepatienten müssen infolge der koronaren Herzkrankheit oder der peripher arteriellen Verschlusskrankheit Acetylsalicylsäure, manche nach Stent-Implantation zusätzlich noch Clopidopgrel einnehmen. Dies kann auch zur erhöhten Hämatom- und Blutungsneigung führen.

3.7 Immunstörungen

Der Dialysepatient leidet unter einer Urämie und teilweise auch durch die Grunderkrankung (nephrotisches Syndrom) bedingten *Schwächung des Immunsystems.* Es ist sowohl die humorale als auch die zelluläre Abwehr betroffen. Deshalb neigt der Dialysepatient leichter zu *Infektionen,* die bei ihm schwerer und langwieriger verlaufen als bei Gesunden. Gleichzeitig spricht ein Dialysepatient auch schlechter auf Impfungen an und hat eine *höhere „non responder"-Rate bei Impfungen.*

Obwohl die Impfung gegen Hepatitis B mit einer vierfach höheren Dosis als für Gesunde durchgeführt wird, entwickeln 10–20 % der Patienten eine *unzureichende bis fehlende Antikörperbildung*. Trotzdem sollten Dialysepatienten stets auch gegen Pneumokokken und Influenza geimpft werden.

3.8 Neuropathie

Als Folge der eingeschränkten Nierenfunktion treten bereits vor dem Stadium der Urämie zunehmend *neurologische Schädigungen,* vor allem des peripheren und des autonomen Nervensystems auf. Dies kann zu *Parästhesien* und *Schmerzen* führen, die nur schwer therapeutisch beeinflussbar sind. Erschwerend kommt hinzu, dass viele Dialysepatienten auch unter Diabetes mellitus leiden, wodurch zusätzlich neurologische Schädigungen ausgelöst werden.
Differentialdiagnostisch müssen Neuropathieschmerzen von Ischämieschmerzen unterschieden werden.

3.9 Azidose

Die tubuläre Funktion der Niere kann durch die Dialyse nur unvollkommen ausgeglichen werden. Deshalb weisen Dialysepatienten, auch abhängig von ihren Ernährungsgewohnheiten, meist eine deutliche Azidose auf. Diese muss durch *Anpassung der Bikarbonatkonzentration der Dialyseflüssigkeit,* eventuell auch durch *zusätzliche orale Gabe von Karbonaten* ausgeglichen werden. Die metabolische Azidose wirkt katabol und stellt den stärksten Stimulus für Osteoklasten dar, wodurch die renale Osteopathie noch verstärkt wird. Ein prädialytischer Basenüberschuss von mehr als ± 3,5 ist zu vermeiden.

Die übliche *Bikarbonatkonzentration* beträgt bei der Hämodialyse 32 mmol/l. Sie kann aber bis auf 38 mmol/l gesteigert werden. Bei noch höheren Bikarbonatkonzentrationen in der Dialyseflüssigkeit besteht die Gefahr, dass die Leitungen des Dialysegerätes verkalken.

3.10 Obstipation

Infolge der geringen Zufuhr von Flüssigkeit und Ballaststoffen (Gemüse, Salate bergen Gefahr einer Hyperkaliämie), meist mangelnden Bewegung und obstipierend wirkenden Medikamenten (Al- bzw. Ca-haltige Phosphatbinder) leiden die meisten Dialysepatienten unter Obstipation. Deshalb sind sie auf *Laxanzien* angewiesen. Einige Phosphatbinder, wie Magnesiumsalze oder Sevelamer, haben laxierende Wirkungen und sollten dann bevorzugt werden.

4 Komplikationen bei und nach Nierentransplantation

4.1 Perioperative Komplikationen

4.1.1 Blutung

Durch Verletzung großer Gefäße, aber auch durch Lösen der Anastomosennaht können sowohl intra- als auch innerhalb weniger Tage postoperativ Blutungen auftreten. Diese können *lebensbedrohlich* sein und zur notfallmäßigen Explantation der transplantierten Niere zwingen.

4.1.2 Thrombose

Durch Stase oder durch Gefäßverletzungen können perioperativ Thrombosierungen der Nierengefäße auftreten. Dadurch kann das Transplantat bis zum Funktionsverlust geschädigt und akut eine Explantation erforderlich werden.

Begünstigt werden Thrombosen auch durch *Stenosierungen* im Bereich der Anastomose der A. renalis, die sich allerdings vorher häufig durch eine *abnehmende Diurese* und einen *ansteigenden Blutdruck* bemerkbar macht. Auch die Anastomose der V. renalis kann stenosieren und würde sich dann ebenfalls durch eine abnehmende Diurese und eine Proteinurie, im Extremfall auch durch eine Thrombosierung bemerkbar machen. Zusätzlich kann bei Vorliegen einer venösen Thrombose sonographisch meist eine Größenzunahme der Niere gesehen werden.

4.1.3 Mechanische Schädigungen

Durch Hämatome und Serome kann sich innerhalb von Tagen, durch Lymphozelen und Granulome innerhalb von Wochen nach der Transplantation eine *Obstruktion der ableitenden Harnwege* entwickeln. Diese macht sich, wie Ureterfisteln, durch eine abnehmende Diurese bemerkbar. Durch die Injektion von Methylenblau können diese lokalisiert werden. Lymphozelen zeigen bei guter Drainage oftmals spontane Rückbildungstendenz. Falls erforderlich, können größere Lymphozelen zum Peritonealraum gefenstert werden.

Durch Nahtinsuffizienz oder mechanische Verletzung intraoperativ kann sich eine *Blasenleckage* entwickeln. Hinweisend wären abdominelle Schmerzen, beweisend der Nachweis von Kreatinin in der Drainageflüssigkeit sowie ein perirenaler Flüssigkeitssaum im Sonogramm.

Sowohl durch mechanische Schädigungen als auch durch Thrombose kann ein *Niereninfarkt* entstehen, der meist mit Schmerzen, subfebrilen Temperaturen und Verschlechterung der Transplantatfunktion einhergeht.

Eine *Ureterstenose* äußert sich in einem Anstieg der Kreatininkonzentration im Serum und einem sonographisch nachweisbaren Harnstau. Als Akutmaßnahme kann eine transkutane Nierenbeckenfistelung, langfristig entweder eine Ureterschienung oder Neuimplantation des Ureters in die Blase erforderlich werden.

4.1.4 Infektion

Klinisch auf eine Infektion hinweisend sind

- Fieber
- Schmerzen
- Rötung
- Überwärmung und Schwellung der Haut über dem Transplantat.

Durch die direkt postoperativ maximalen Dosen immunsupressiver Medikamente werden Infektionen extrem begünstigt.

- Belastungen durch Diätvorschriften (Trinkmenge, kaliumarme Kost) und Medikamente
- Angst vor der Dialysebehandlung.

Im Stadium der terminalen Niereninsuffizienz einschließlich Dialysepflichtigkeit kann sich anfangs eine *Nichtakzeptanz, Schock- und Verleugnungsreaktion* zeigen. Der Patient erlebt die latente *Todesgefahr,* wobei die möglicherweise abgelehnte Dialysebehandlung die einzige Alternative zum Weiterleben darstellt und sein Entscheidungsspielraum sehr gering bemessen ist. Hier kann der *Konflikt von Abhängigkeit gegenüber Unabhängigkeit* erneut aufbrechen, wenn dieser Konflikt in lebensgeschichtlich früheren Entwicklungsphasen nicht ausreichend gelöst werden konnte. *Kritische Situationen* in diesem Sinne stellen u. a. dar:

- erste kurzzeitige Lösung von der Mutter als Kleinkind
- weitere Lösung von Bezugspersonen in der Vorschul- und Schulzeit
- Gewinn von Eigenständigkeit
- Auseinandersetzungen während der Pubertät.

So können im Behandlungsverlauf erhebliche Schwierigkeiten auftreten. Ein Patient kann die Abhängigkeit von der Dialysemaschine und dem Behandlungspersonal nicht akzeptieren und mehr oder weniger offen *ablehnend reagieren.* Das drückt sich aus durch:

- Zu-spät-Kommen
- Diätfehler
- trotzige Selbstbehauptung
- Verleugnung der Krankheit
- depressiver Rückzug.

Bei einem anders strukturierten Patienten kann die mit der Dialyse verbundene Abhängigkeit frühe *Wünsche nach Abhängigkeit* wieder aktualisieren. Er flüchtet sich in an Kleinkinder erinnernde Verhaltens- und Denkweisen (Regression). Werden diese Tendenzen durch ein überbehütendes oder entmündigendes Klima bei den Behandlern gefördert, kann die Regression „maligne" Ausmaße annehmen.

Des Weiteren sind mit der Dialysebehandlung erhebliche zeitliche und finanzielle Aufwendungen verbunden. Sehr häufig geht dies mit erheblichen *beruflichen* (Erwerbsunfähigkeit), *finanziellen und persönlichen* (Partnerschaft, Rollenwechsel in der Familie, sozialer Status, Freizeitgestaltung) *Einschränkungen* einher.

Im Körperschema des Patienten erfolgen ebenfalls eine Reihe von Veränderungen, z. B.

- fahlgraues Hautkolorit
- Narben
- Unterarmfistel oder
- Peritonealdialysekatheter.

Patienten versuchen häufig, ihre Unterarmfistel durch langärmlige Kleidung zu schützen und zu verbergen. Die typischen Punktionsnarben können in einzelnen Fällen von unbeteiligten und mit Vorurteilen und Ängsten beladenen Laien als Anzeichen für eine Drogenabhängigkeit verkannt werden, was eine entsprechende *Stigmatisierung* zur Folge hat.

Verschiedene Faktoren, z. B. Änderungen in den familiären Beziehungen, in Rollen und nicht zuletzt Störungen des Endokrinums, erzeugen häufig *sexuelle Störungen* bei Dialysepatienten. Auch angst- und schambesetzte Fantasien der Patienten und ihrer Partner vor Verletzungen und Entstellungen, verbunden mit der AV-Fistel sowie dem Peritonealdialysekatheter, können hinderlich in deren erotischem und sexuellem Erleben wirken.
Mit der Entscheidung zur Nierentransplantation kann ein Konflikt (dafür – dagegen) bei gleichzeitiger Duldung verschiedenster medizinischer Untersuchungen verbunden sein.

Im Verlauf einer Nierentransplantation wird der Patient mit besonderen Problemen konfrontiert, welche ihm verschiedenste Anpassungsleistungen auferlegen. So erlebten die meisten Patienten einen mehrjährigen Krankheitsverlauf, eventuell auch traumatische Erlebnisse durch eine vorangegangene Transplantation. Die mit ihr verbundenen Hoffnungen vieler Patienten richten sich auf ein symptomfreies und aktiveres Leben ohne die bisherigen Einschränkungen. Die Wartezeit auf die Transplantation mit der Ungewissheit kann als sehr belastend erlebt werden. Darüber hinaus besteht bei einigen eine deutlich ambivalente (widerstrebende) Gefühlslage mit einerseits *Hoffnungen auf eine Zustandsverbesserung* und andererseits *Angst vor Schmerzen und Komplikationen* im Rahmen der Operation.

Weitere spezifische Probleme können bei der Integration des hinzugekommenen Organs (Nierentransplantat), also Aufnahme in das eigene Körperbild, auftreten. Das Transplantat kann in seiner Bedeutung im Körperbild verschieden bewertet werden und damit *Emotionen* auslösen:

- feindselig: Angst vor Abstoßung, Verlust der Niere
- gutwillig: Steigerung des Selbstwertes
- ähnlich: ohne Konflikt
- Identifizieren.

Bei der Lebendspende treten in einigen Fällen erhebliche Schwierigkeiten auf, insbesondere nach einer Abstoßungsreaktion. Diese scheinen hauptsächlich die transplantierten Patienten zu betreffen, welche nach dem Transplantatversagen häufig mit Schuldgefühlen und Selbstvorwürfen reagieren. Die Spender empfinden Bedauern und Schwierigkeiten in der Beziehung zum Patienten. Hingegen beschreiben Spender bei einer erfolgreichen Transplatation ein erhöhtes Selbstwertgefühl und eine positive Einstellung über ihre Organspende. Auch hierbei kann ein intensives Nachdenken über den Spender zu innerseelischen Konflikten führen.

Die Abstoßungsreaktion und Rückkehr zur regelmäßigen Dialysebehandlung nach mehrwöchiger intensivierter Therapiemaßnahmen und des Wartens können als *Schock*, verbunden mit Gefühlen von *Depression, Verzweiflung* und *Suche nach Schuld* bei sich oder den Behandlern erlebt werden.

Hinweis

Die Patienten benötigen in diesen verschiedenen Krankheits- und Problemsituationen eine verstehende, akzeptierende und unterstützende Begleitung durch ihre direkten Behandler (Ärzte, Pflegepersonal). Dabei bewegen sich diese Behandler in einem Spannungsfeld zwischen menschlichem Mitfühlen, mitunter eigene Hilflosigkeit spürend, sowie einer die Handlungsfähigkeit voll erhaltenden, aber emotional distanzierten Position.

Nehmen diese zunächst nachvollziehbaren Reaktionen einen andauernden Symptomcharakter an, ist eine *psychotherapeutische Begleitung* und gegebenenfalls *medikamentöse Therapie* notwendig. Wirkungsvoll ist die professionelle Begleitung dieser Patienten in Zentren mit fest angestellten Psychiatern oder Psychologen (Liaison-Psychosomatiker) bzw. engen konsiliarischen Kontakten.

5.5 Soziale Unterstützung (Social support)

Soziale Unterstützung erhält die Person aus dem ihm umgebenden *sozialen Netz*, also Menschen, die miteinander und mit ihm in Beziehung stehen. Unterschieden wird:

- emotionaler Austausch (Sympathie, Sorge, Liebe, Wertschätzung)
- instrumenteller Austausch (Rat, Information, finanzielle Hilfe).

Durch diese Unterstützung werden die *sozialen Bedürfnisse* der Person erfüllt, z. B. nach

- sozialer Bindung
- Selbstwertbestätigung (gebraucht zu werden)
- in eine Gruppe integriert zu sein
- sich an anderen zu orientieren.

So wurde wiederholt die *protektive Wirkung* einer nahen Bezugsperson *gegen depressive Erkrankungen* nachgewiesen. Andererseits ließen sich bei neurotischen Patienten im Vergleich zu psychisch Gesunden insgesamt weniger wichtige und vertraute Bezugspersonen sowie vermehrt negative soziale Interaktionen finden. Sicherlich liegt hier ein wechselseitiges Bedingungsgefüge mit Verstärkermechanismen vor. Diese Vorgänge lassen sich auch bei chronisch Kranken mit sozialen Rückzugstendenzen beobachten.

5.6 Lebensqualität

Neben der medizinischen und beruflichen Rehabilitation besitzen Aspekte der psychosozialen Rehabilitation bei chronisch Kranken eine wichtige Bedeutung. Das Konstrukt Lebensqualität ist bei ihnen eng verbunden mit Ergebnissen der Rehabilitation. Zur Bestimmung der Lebensqualität werden ein breites Spektrum verschiedener Lebensbereiche von dem Erkrankten eingeschätzt und durch weitere Fakten ergänzt:

- körperliches Befinden, Beschwerden und Komplikationen
- aktuelle Lebenszufriedenheit, auch im Vergleich mit der Zeit vor der Erkrankung
- emotionale Befindlichkeit
- Partnerschaft, Familie
- weitere Sozialbeziehungen
- berufliche Rehabilitation
- Freizeitgestaltung.

Im Vergleich der drei Patientengruppen – Hämodialyse-, CAPD-Patienten und Nierentransplantierte – ließ sich für die transplantierten Patienten eine insgesamt günstigere medizinische und berufliche Rehabilitation sowie in mehreren Bereichen eine höhere Lebenszufriedenheit nachweisen. Sie fühlten sich beispielsweise körperlich und geistig leistungsfähiger, schätzten ihre berufliche Situation, ihre Freizeitaktivitäten und ihre sexuellen Aktivitäten günstiger ein (vgl. Muthny et al., 1990).

Trotz dieser Vorteile bei den nierentransplantierten Patienten zeigen sich in dem angegebenen Ausmaß der Angst für die drei Behandlungsgruppen keine Unterschiede. Jedoch dürfte die *Angst auf verschiedene behandlungsspezifische Komplikationen gerichtet* sein bei

- Hämodialysepatienten auf Shuntprobleme und Begleiterscheinungen der Dialyse

- CAPD-Patienten auf Peritonitisgefahr
- Transplantierten auf Abstoßungsreaktionen und Transplantatversagen.

Gerade im Zusammenhang mit der Lebensqualität wird bewusst, dass mit den Behandlungsverfahren der chronischen, insbesondere der terminalen Niereninsuffizienz keine Heilung erzielt werden kann (die Regeneration des Nierengewebes beim akuten Nierenversagen ist hierbei nicht gemeint). Es erfolgt der Ersatz einer wichtigen Körperfunktion, und es *bleibt eine Einschränkung in der Lebensführung*. Nicht zuletzt deswegen sollten die Bemühungen der Behandler neben den medizinischen auch die psychosozialen Gesichtspunkte berücksichtigen.

5.7 Ausgewählte psychische Symptome und Störungen

Depression

Von den vielfältigen Möglichkeiten auf Konflikte mit psychischen und psychosomatischen Symptomen zu reagieren, werden bei Nierenpatienten am häufigsten depressive Symptome beobachtet. Die Angaben hierüber reichen von 3 % bis etwa 50 %, je nach untersuchter Patientengruppe und den verwendeten Untersuchungsmethoden und -kriterien.
In verschieden starker Ausprägung können zahlreiche Beschwerden den Depressiven in seinem Erleben und seinen Kontakten mit der Umwelt beeinträchtigen und die Depression über das negative Erleben sekundär verstärken. Typische *Symptome einer Depression* sind:

- niedergedrückte oder dysphorische Stimmung
- Apathie
- Rückzugsverhalten
- verminderte Fähigkeit zur Freude (Anhedonie)
- verlangsamte Gedankengänge
- Grübeln
- Störung des Antriebes

- verlangsamte Bewegungen
- spannungsleere Körperhaltung
- Appetitverlust
- Gewichtsabnahme
- Schlafstörungen
- Obstipation
- gestörtes Vitalgefühl
- herabgesetzte sexuelle Bedürfnisse
- diffuse Schmerzen.

Das Risiko für eine suizidale Handlung ist deutlich erhöht.
Bei dieser Aufzählung fällt auf, dass eine Reihe dieser Beschwerden auch bei der *Urämie* bzw. bei einem *gestörten Wasser- und Elektrolythaushalt* oder *hypertonen Blutdruckwerten* auftreten können, z. B.

- gereizte Stimmung
- Schläfrigkeit
- verlangsamte Gedankengänge
- Gedächtnisstörungen
- Störungen im Körpererleben
- Kopfschmerzen
- Abnahme der sexuellen Bedürfnisse.

Dies unterstreicht die Notwendigkeit einer eingehenden Untersuchung des Patienten, um sich nicht in möglichen Vorurteilen verhaftet zu irren und notwendige Therapien nicht adäquat durchzuführen. Eine eindeutige Trennung von depressiver Störung und Symptom der Niereninsuffizienz wird trotz gründlicher Untersuchung nicht in jedem Fall möglich sein. In einem komplexen Behandlungsangebot, das eine *mitmenschliche Begegnung* und *seelische Betreuung* beinhaltet, dürfte diese beschriebene diagnostische Schwierigkeit nur geringe praktische Relevanz besitzen.

Aggressivität

Weitere seelische Störungen können sich in Aggressivität äußern. Hierbei kann offenes, aggressives Verhalten in Form von *verbalen Drohungen und Beschimpfungen* ein Anzeichen *herab-*

gesetzter Affektkontrolle, z. B. in einer spannungsreichen Situation, beim hirnorganischen Psychosyndrom oder im Rausch sein. Viel häufiger wird jedoch eine Hemmung oder Umkehr aggressiver Gefühle *gegen die eigene Person* beobachtet, z. B. als

- vorwurfsvolles Klagen
- Zu-spät-Kommen
- Ablehnung der Medikamenteneinnahme
- Ablehnung der Diäteinhaltung
- depressive Symptome
- psychisch bedingte Schmerzen
- Selbstverletzungen.

Hinter der mangelnden Compliance dieser „Problempatienten" steckt also deren *Unfähigkeit, ihre aggressiven Gefühle offen auszudrücken,* und nicht ein Nichtwollen. Dieses Wissen kann einen offeneren Umgang mit dem „schwierigen" Patienten ermöglichen und zuweilen zu beobachtende verurteilende Ablehnung verhindern. Ein günstiger Weg besteht im interessierten Nachfragen oder im Mitteilen (gefiltert in der Affektstärke) der eigenen Beobachtung als Rückmeldung mit dem Ziel, zu einer gemeinsamen Lösung zu gelangen.

Sucht

Ein weiterer wichtiger Aspekt ergibt sich bei *Abhängigkeiten von psychotropen Substanzen.* Diese Sucht kann vorbestehend sein und zum Nierenversagen geführt haben (z. B. Nierenversagen bei Analgetikanephropathie, HIV-Infektion) oder reaktiv durch die psychische Belastung bei einer bestehenden Prädisposition ausgelöst bzw. verstärkt worden sein (z. B. *Alkoholabhängigkeit* bei vorbestehendem Alkoholproblem). Gerade solchen Patienten gegenüber ist ein begrenzender und strukturgebender Umgang, nicht zuletzt zum Selbstschutz der Pflegenden, notwendig. Der Behandlungsspielraum der Suchtkrankheit kann durch die Niereninsuffizienz erheblich eingeengt sein.

Aus diesen genannten Störungen des Patienten erwachsen vielfältige Schwierigkeiten im Umgang mit den Patienten für Pflegende. Auf zu Grunde liegende Mechanismen und einen möglichen Umgang wird im nächsten Kapitel eingegangen.

5.8 Beziehungsaspekte: Patient und Pflegende

5.8.1 Kommunikation

Definition
Unter *Kommunikation* wird jener Prozess verstanden, der zwischen mindestens zwei Menschen abläuft und aus dem wechselseitigen Aussenden von Informationen besteht. Menschen sind unter kommunikativer Sicht „Sender", die ständig Informationen in den „sozialen Äther" abgeben. Diese Informationen werden von anderen (Empfänger) aufgenommen. Daher spielt neben der „reinen" Information die Art und Weise des „Sendens" und „Empfangens" eine wesentliche Rolle. Wegen der wechselseitig dialogischen Verschränktheit der Kommunikation wird auch von *Interaktion* gesprochen.

Jeder kennt mannigfaltige Beispiele von Störungen dieser komplexen Prozesse. So z. B. wenn Sender und Empfänger nicht die gleiche Sprache sprechen, aber auch der gemeinsame Vorrat an Zeichen bzw. sprachlichen Symbolen nicht ausreicht. Dies ist häufig der Fall, wenn Pflegende im „Fachchinesisch" mit dem Patienten sprechen, kann aber auch bisweilen bei der Begegnung von Menschen mit unterschiedlichen Dialekten beobachtet werden. Des Weiteren gibt es viele Begleitvariablen, die die Nachricht im engeren Sinne modulierend überlagern und in ihrer Wirkung stark verändern können. Für das Verständnis und tiefere Eindringen in die Behandler-Patienten-Interaktion sind vier Kernsätze der Kommunikationspsychologie nach WATZLAWIK von großer Bedeutung:

1. *Man kann nicht nicht kommunizieren.*

Immer wenn Menschen aufeinander treffen und sich wahrnehmen, kommunizieren sie miteinander. Damit ist gemeint, dass Menschen in Situationen, in denen sie „von Angesicht zu Angesicht" verkehren, das Verhalten des anderen ständig in Bezug auf sich interpretieren. Diese *Wahrnehmung* und *Interpretation* läuft also auch ab, wenn *nicht gesprochen* wird. *Blicke, Gesichts-*

ausdruck, Körperhaltung, Art der Bewegung und *Kleidung* haben neben ihrem formal praktischen Aspekt auch immer einen *kommunikativen Bezug*. Je unkonkreter diese sind, desto größer und variabler kann die Ausdeutung durch den Interaktionspartner in ihrem Zeichengehalt erfolgen. Als Beispiel sei hier die weiße Kleidung von Pflegenden angeführt. Für den Patienten ist sie eine weite Projektionsfläche all seiner Wünsche und Hoffnungen, aber auch Ängste und Befürchtungen. Derartige Prozesse laufen immer ab – ob wir es wollen oder nicht. Je weniger wir uns diese bewusst machen und direkt ansprechen, um so missverständlicher und problematischer können deren Folge für alle Beteiligten werden.

2. *Jede Kommunikation hat einen Inhalts- und einen Beziehungsaspekt.*

Neben dem Inhaltsaspekt, der unmittelbar geäußerten Aussage, schwingt immer ein Beziehungsaspekt mit. Er verdeutlicht quasi „zwischen den Zeilen" die Beziehung der Kommunikationspartner und wirkt wesentlich auf die Verarbeitung der Information.

3. *Jede Kommunikation enthält eine Struktur, die als Gliederung einer Ereignisfolge erscheint.*

Dieser Punkt ist von Bedeutung, da häufig nicht alle Teilschritte der Ereignisfolge (Handlungskette) ausdrücklich geäußert werden und diese Abfolge von unterschiedlichen Kommunikationspartnern verschieden betrachtet werden. So kann es bei der Lösung von gemeinsamen Aufgaben zu erheblichen Spannungen auf Grund unterschiedlicher Sichtweisen in der Auswahl und Reihenfolge der zu verrichtenden Teilschritte kommen.

4. *Menschliche Kommunikation kann in digitaler oder analoger Weise erfolgen.*

Definition

Von *digitaler Kommunikation* spricht man, wenn der Inhalt einer Mitteilung in Zeichen verschlüsselt ist, deren Inhalt eindeutig ist. Beispielsweise konkrete schriftliche Anweisungen, Wörter usw. Von *analoger Kommunikation* spricht man, wenn die Information mit Mitteln verschlüsselt wird, die nur eine sehr indirekte Darstellung erlauben und vieldeutig bleiben. Dies trifft auf alle Bereiche der so genannten nonverbalen Kommunikation wie Mimik und Gestik zu.

Für die *Körpersprache* existieren bestimmte Regeln, die eine Verständigung erleichtern sollen. Diese sind mehr oder weniger eng Kulturkreis gebunden. So wird von den meisten Menschen Kopfnicken als Zustimmung, Winken als Gruß, erhobener Mittelfinger als Herabwürdigung interpretiert. Jedoch beim Kopfnicken wird die Kulturabhängigkeit deutlich: In Bulgarien beispielsweise ist die Ja-Nein-Codierung der Kopfbewegung genau umgekehrt (ausgenommen der durch Tourismus beeinflussten Gebiete). Stärker als die hier zur Verdeutlichung angeführten Beispiele sind feinere Formen der nonverbalen Kommunikation im Prozess der medizinischen Behandlung von Bedeutung.

So spielt der *Gesichtsausdruck* bei der Übermittlung von Gefühlszuständen eine zentrale Rolle. Insbesondere bei starken Emotionen besitzen diese physiologischen Begleiterscheinungen, wie Erröten, Blasswerden, Weinen usw., eine große Bedeutung. Sie sind kaum zu unterdrücken und für Kommunikationspartner offensichtlich. Durch Mimik können wir unseren Emotionen stärkeren Ausdruck verleihen, aber auch andererseits die emotionale Beteiligung versuchen zu leugnen.

Im Umgang mit Patienten sollte gerade auf widersprüchliche Informationen beider „Kanäle" geachtet werden, z. B., wenn ein Patient sagt: „Ich habe keine Angst vor der Operation", gleichzeitig die Stimme aber zittert und sein Blick ängstlich ist. Hier kann das Ansprechen der Angst dem Patienten helfen, mit dieser adäquater umzugehen, indem er darüber spricht.

Etwa 70 % der Kommunikationssignale laufen über nonverbale Kanäle ab. Die Signale werden überwiegend unterbewusst oder unbewusst gesendet, empfangen und verschlüsselt. Insofern unterliegt nonverbales Verhalten in geringerem Maße der Selbstkontrolle. Ein Patient wird auf die suggestive Frage des Arztes: „Geht es Ihnen besser?" häufig mit „Ja" antworten, da er sich in diese Richtung gedrängt fühlt. Seine Körpersprache, insbesondere seine Mimik, wird im Falle des eigentlichen Neins eine deutlichere Sprache sprechen, z. B.: Ich habe Angst, da es mir immer noch nicht besser geht.

Kommunikation und soziale Distanzen

Bei der Kommunikation sind verschiedene so genannte soziale Distanzen beobachtbar. Damit ist der Abstand gemeint, den wir zueinander einnehmen. Es werden verschiedene Distanzzonen unterschieden.

Intimer Raum

Für die Pflege chronisch Kranker ist insbesondere die engste Kontaktzone, auch „intimer Raum" genannt (0 bis 45 cm), bedeutsam. In ihm werden gewöhnlich nur Ehepartner, Geliebte, Kinder und enge Familienangehörige geduldet. Auf Grund dieser räumlichen Nähe können sich die Kommunikationspartner quasi überall berühren, riechen, Wärme spüren und Feinheiten der Haut erkennen. Das Vordringen in den intimsten Raum einer fremden Person wird in der Regel abgewehrt. So stellt professionelles Eindringen in diese Kontaktzone durch Pflegende immer einen Sonderfall dar – auch deswegen, weil es nicht thematisiert wird. Zudem erfolgt eine Inanspruchnahme medizinischer Dienste nicht freiwillig oder lustbetont, wie z. B. der enge Kontakt beim Frisör oder einem Schneider.

Persönlicher und sozialer Raum

Weitere Distanzzonen sind der „persönliche Raum" (45 bis 120 cm) und der „soziale Raum" (1,20 bis 2,70 m).

In beiden spielen sich die meisten sozialen Interaktionen ab, die wir täglich erleben. Im Krankenhaus ist deren herausragende Bedeutung zu beachten, insbesondere bei chronisch Kranken, welche häufig auch in ihrer Mobilität eingeschränkt sind. Eine Ausgestaltung des sozialen Raumes mit gewohnten Dingen kann dem Patienten wesentliche Stütze und Sicherheit in der sonst eher bedrohlich fremden Welt des Krankenhauses sein.

Öffentlicher Raum

Größere Abstände werden als „öffentlicher Raum" bezeichnet. Was in ihnen abläuft, ist höchstens mittelbar für die Interaktion relevant.

Interaktionsmodell von SCHULZ VON THUN

SCHULZ VON THUN hat durch Verknüpfungen verschiedener Theorien (Organon-Modell der Sprache nach BÜHLER) einschließlich der von WATZLAWIK ein anschaulich praktikables Modell der Interaktion geschaffen. Er unterscheidet an einer Nachricht vier bedeutsame Aspekte:

- Sachinhalt
- Selbstoffenbarung
- Beziehung
- Appell.

Neben dem Sachinhalt, also der Information des Senders für den Empfänger, wird auch immer etwas über die Beziehung zwischen Sender und Empfänger ausgesagt. So zeigt der Sender etwas oder offenbart sich und richtet gleichzeitig einen Appell an den Empfänger, durch den er beim anderen etwas erreichen möchte. Für die Pflege chronisch Kranker ist abermals die Beachtung möglichst aller vier Aspekte von fundamentaler Bedeutung.

Merke
Verbannen wir die Gefühlsebene als wesentlichen Bestandteil der Beziehungsebene aus der Interaktion, wird sie um so stärker verdrängt und wirkt unbewusst unkontrolliert.

Das ist häufig zu beobachten, wenn sich Pflegende von den Gefühlen des Patienten überfordert fühlen oder eigene unliebsame Gefühle aufsteigen. Werden diese übermächtig, kommt es über den Gebrauch von Fachausdrücken, die letztlich den Sachinhalt verschleiern, zur Beziehungsabwehr. Um eigene Schwierigkeiten zu verbergen, wird häufig auf die so genannte „Fassadentechnik“ zurückgegriffen. Damit wird die Selbstoffenbarung auf ein Minimum reduziert. Dahinter stehen solche Ansprüche wie sich keine Gefühle anmerken zu lassen, keine Schwächen zu zeigen oder möglichst zu schweigen.
Gerade untereinander im Team führt dies zur Verstärkung der ohnehin vorhandenen Belastung. Jeder sieht sich letztlich mit seinem Probleme allein, da der andere alles im Griff zu haben scheint.

Hier kann Teamsupervision helfen. Die befreiende Erfahrung der Universalität von Schwierigkeiten, Konflikten und Problemen verbindet und erweitert den Handlungsspielraum. Leider vollzieht sich medizinische Kommunikation allzu häufig mit einem Schwergewicht auf der Appellfunktion. Der Patient soll in der Regel irgendetwas tun bzw. sein Verhalten einem Zweck, nämlich dem der Genesung, unterordnen. Gerade hier heraus erwachsen viele Probleme. So sind Pflegende häufig erschrocken, wenn ein Patient in seiner Reaktion mit der Betonung eines anderen Informationsaspektes antwortet, z. B. auf eine konkrete Anweisung (Appellfunktion) mit einer spontanen Selbstoffenbarung in Form einer gefühlsmäßigen Reaktion (z. B. Ärger). Dabei antwortet der Patient sozusagen „psycho-logisch" auf die Vernachlässigung der anderen Kommunikationsaspekte durch den vormaligen Sender, der ihn zum funktionierenden Objekt machte: Er betont durch seine heftige emotionale Reaktion geradezu seine Subjektseite.

Dieses Beispiel zeigt, wie durch Beachten und Ansprechen der vier Aspekte die Kommunikation verbessert werden kann. Ein ganzheitlicher Kontakt minimiert Störungen und Konflikte und erhöht die Compliance. Das führt letztlich zu einer auch zeitlich effektiveren Behandlung.

Metakommunikation

Ein weiterer Weg, um Störungen vorzubeugen bzw. solche auszuräumen, ist die so genannte Metakommunikation. Bei ihr wird über die Art der Kommunikation gesprochen. Das heißt, in solchen Fällen wird besprochen:

- Wie stehen wir zueinander?
- Wie gehen wir miteinander um?
- Weshalb ist eine sachliche Konfliktlösung nicht möglich?
- Gibt es Verhaltensweisen auf einer oder auf beiden Seiten, die zur Beziehungsstörung führen?

Da die Arbeitszufriedenheit entgegen landläufiger Meinung weder vom Gehalt noch von den Urlaubstagen, wesentlich aber vom Betriebsklima abhängt, ist die metakommunikatorische Atmosphäre wichtig.

Im Umgang mit Kranken sollte das Kommunikationsverhalten der Professionellen Folgendes zum Ausdruck bringen:

Merke
Der Patient wird auch mit seinen Krankheiten als Mensch geachtet. Das gilt insbesondere, wenn Eingriffe in die Intimsphäre der Persönlichkeit notwendig werden und dessen Ich-Identität bedrohen. Als Pflegender sollte die Umkehrung des eigenen Verhaltens zum Maßstab werden: Würde ich mich als Mensch akzeptiert fühlen, wenn der andere sich mir gegenüber so verhalten würde, wie ich jetzt ihm gegenübertrete?

Dabei heißt Wertschätzung nicht, dass Pflegende alle Menschen, mit denen sie beruflich zu tun haben, mögen müssen. Solch eine Forderung ist irrational und von vornherein zum Scheitern verurteilt. Gerade bei schwierigen Patienten sind auch negative Gefühle und Konflikte vorprogrammiert und sollten keinesfalls mit einer freundlich neutralen Fassade zugedeckt werden. Hier liegt die Stärke eines Teams. Diese Konflikte können angesprochen und auf ihren rationalen Gehalt geprüft sowie gemeinsam Lösungen erarbeitet werden.

Im Umgang mit Patienten wird von Pflegenden kein therapeutisches, sondern ein vertrauensvolles Gespräch, quasi von Mensch zu Mensch, erwartet. Auf der Basis einer akzeptierenden Grundhaltung und gleichberechtigten Beziehung gehört ein solcher Dialog zur täglichen, oft hautnahen Kommunikation. An Stelle dies selbst zu tun, werden eigene Kompetenzen nicht genutzt und nach „Gesprächsführungsspezialisten" – wie z. B. Arzt, Psychologe, Pfarrer, Seelsorger usw. – gerufen. Häufig wird dabei das Argument der nichtvorhandenen Zeit angeführt. Dabei geht es in der Regel nicht um eine Ausweitung der Kontaktzeiten, sondern um eine effektivere Ausgestaltung der vorhandenen Begegnungen (☞ BALINT/NORELL: Fünf Minuten pro Patient).

Formale Kommunikationsstrukturen

Zur Optimierung von Interaktion und Beseitigung von Störungen ist die Betrachtung von Kommunikationsstrukturen innerhalb eines Aufgabenbereiches nützlich. Bereits die Betrachtung des formalen Informationsweges, des offiziellen und informellen, zeigt häufig Schwachpunkte und Ressourcen auf. Dabei sollte auch im medizinischen Bereich die formale Kommunikationsstruktur durch die Aufgabenerfüllung bestimmt sein und nicht der bloßen Reproduktion hierarchischer Verhältnisse dienen. Das Interaktionsmodell von JONES und GERARD macht Typen von dyadischer Interaktion (zwischen zwei Personen) normorientiert klassifizierbar. Die Autoren gehen davon aus, dass soziale Beziehung aus einer Sequenz sozialer Interaktionen in Raum und Zeit besteht. Sie zeigen unterschiedliche Formen der wechselseitigen Bezugnahme zwischen zwei Partnern:

1. Pseudointeraktion
Beide Interaktionspartner verfolgen lediglich ihren eigenen Plan, sind also maximal selbst stimuliert ohne Einbeziehung sozialer Faktoren. Ein typisches Beispiel sind Schauspieler, aber auch Diskussionsrunden, in denen es den Teilnehmern lediglich um die Selbstdarstellung geht. Wegen des minimalen Bezuges wird auch von „scheinbarer Interaktion“ gesprochen. Die Kommunikation hat nur eine Koordinationsfunktion: Wer spricht wann!

2. Asymmetrische Interaktion
Person A hat einen Verhaltensplan und beeinflusst Person B ständig. Person B wiederum hat keinerlei internen Plan und reagiert lediglich auf Person A. Diese Form der Interaktion ist in vielen therapeutischen Gesprächen zu beobachten. Aus Untersuchungen wissen wir, dass jedoch auch Person B in ihrer scheinbaren Passivität und Reaktivität eigene Ziele und Verhaltenspläne hat, diese aber lediglich indirekt verfolgt. Aus diesem Grund ist gerade hier Vorsicht geboten und der Patient immer wieder zur Äußerung seiner Vorstellungen aufgerufen. Häufig liegt darin die Ursache für Störungen der Compliance.

3. Reaktive Interaktion
Hier ist bei beiden Personen die soziale Stimulation maximal und die Selbststimulation scheinbar minimal. Beide reagieren aufeinander, aber haben keinen bewussten innerlichen Verhaltensplan. Von außen betrachtet laufen viele Auseinandersetzungen nach diesem Muster ab. Insbesondere dann, wenn ein aktueller Anlass genutzt wird, um „alte Rechnungen auszutragen“.

4. Totale Interaktion
Sie stellt den Idealfall menschlichen Zusammenlebens und kooperativer Aufgabenlösung dar. Der individuelle Verhaltensplan wird mitgeteilt und am anderen korrigiert. Beide haben die gleiche soziale Kompetenz und Kommunikationsfähigkeit sowie Bereitschaft. Der Aktionsinhalt wird gemeinsam definiert. Handlungsentscheidungen werden gemeinsam getroffen. Diese Interaktion ist eine stabile Basis für die Verwirklichung eines Behandlungsplanes.

Doppelbindung

Ein häufig anzutreffendes kommunikatives Problem ist die so genannte Doppelbindung. Drei *Voraussetzungen* können zu diesem Phänomen führen:

1. Die Kommunikationspartner sind in eine hierarchische Struktur mit Rangunterschieden eingebunden.
2. Der Ranghöhere gibt Anweisungen, die Paradoxien nach dem Muster enthalten: „Ich befehle, dass du kreativ handelst!"
3. Die Personen sind untereinander abhängig, können den Beziehungsrahmen nicht verlassen und auch nicht metakommunizieren. Es kommt zu einer zunehmenden Vermischung von inhaltlichen Aspekten und beziehungsmäßigen Aussagen. Oder innerhalb der Struktur sieht man sich als „Diener zweier Herren" sich gegenseitig ausschließenden Erwartungen und Anforderungen konfrontiert.

Diese Beziehungsmuster sind problematisch, da sie komplexere vernetzte Kommunikationsstrukturen zerstören und einzelne mehr oder minder angepasste Manipulationsstrategien bezüglich des jeweils präsenten Kommunikationspartners entwickeln. Anschaulich vorstellbar ist das am Beispiel eines Kindes, welches sich zwischen den gegenseitig ausschließenden Erwartungen von Vater und Mutter verhalten muss. Das Kind wird zunehmend Zweierbeziehungen eingehen, da eine Vernetzung zwischen Vater, Mutter und Kind unmöglich erscheint.

5.8.2 Bedürfnisse des Patienten

Im Zusammenhang mit seiner Erkrankung hat der Patient verschiedene Bedürfnisse, welche im Rahmen der Krankenpflege erfüllt werden sollten. Im Zustand des „Gesund-Seins" konnte sich die Person diese Bedürfnisse selbst befriedigen, oder sie traten nicht so in den Vordergrund.
Als Besonderheit bei der Hämodialysebehandlung sind die Auswirkungen des hohen Stellenwertes der Medizintechnik und die damit verbundene zusätzliche Verantwortlichkeit und oft auch Eigenständigkeit der Pflegenden zu berücksichtigen.

1. *Bedürfnis nach sachkundiger Diagnostik, Therapie und umgehender Beseitigung von Beschwerden*

Diagnostik und Therapie befinden sich in der Verantwortlichkeit der Ärzte, jedoch besitzen Pflegende eine wichtige helfende Funktion, z. B. bei der Krankenbeobachtung und der Durchführung von therapeutischen Maßnahmen. Durch umgehende Hilfe, Einfühlungsvermögen, sorgfältige Arbeit, sicheres Auftreten und Vermitteln einer klaren Orientierung nehmen Unsicherheit und Ängste beim Patienten ab und wirken sich positiv auf die weitere Beziehung aus.
Beispiel: Ein Patient mit bekanntem Bluthochdruck gibt gegenüber der betreuenden Pflegenden starke Kopfschmerzen an, worauf diese den Blutdruck und die Herzfrequenz bestimmt. Wegen deutlich erhöhter Werte verständigt sie den behandelnden Arzt. Durch die medikamentös herbeigeführte Blutdrucksenkung fühlt sich der Patient besser, und sein Vertrauen gegenüber der Schwester nimmt zu.

2. *Bedürfnis nach Erfüllen wichtiger Funktionen (Nahrung, Essen, Schlafen, körperliche Pflege und Hygiene)*

Besonders wenn die körperlichen Grundfunktionen gestört sind, kommt deren Erfüllung für den Patienten eine besondere Bedeutung bei. Entscheidend ist auch im Rahmen der Grundkrankenpflege, wie diese durchgeführt wird – mechanisch, auf das Nötigste beschränkt, oder persönlich –, denn nonverbale und verbale Signale gestalten die Beziehung. Interessanterweise haben Patienten bei Umfragen zu ihrer Zufriedenheit mit der Krankenhausbehandlung neben der Kompetenz und Freundlichkeit der Pflegenden eine ungestörte und ausreichende Nachtruhe sowie qualitativ gutes Essen für wichtig erachtet.

3. *Bedürfnis nach Kommunikation*
Der Austausch, insbesondere der emotionale, mit Pflegenden gewinnt für den Patienten besondere Bedeutung. Denn im Krankenhausalltag begegnen sie sich am häufigsten und oft auch am dichtesten. Sehr wichtig ist dabei ein authentisches Verhalten, getragen von echter und wahrhaftiger gefühlsmäßiger Zuwendung. Extreme Gefühlsintensitäten und zu große Nähe bzw. Distanz sollten zum Schutz von Patienten und Pflegenden nicht auftreten. Das heißt aber auch, Ärger über einen Patienten in angemessener Art zu äußern.
Gerade diese Idealvorstellung wird nicht immer zu verwirklichen sein, denn Pflegende sind keine freundlich lächelnden „Pflegeroboter". Spannungen und derartige Konfliktsituationen sollten Anlass für eine kollegiale Diskussion geben.

4. *Bedürfnis nach Information und Gestaltung*
Den Patienten bewegt die Frage: „Wie geht es weiter?". Darüber informiert zu werden hat er nicht nur ein Recht, sondern Informationen über den eigenen Zustand und über weitere Behandlungsschritte geben mehr Sicherheit, wirken also angstmindernd und ermöglichen dem Patienten, selbst Entscheidungen zu treffen. Damit kann er seinen Behandlungsverlauf aktiv mitgestalten. Das beeinflusst auch die Motivation und Compliance (Bereitschaft des Patienten, bei diagnostischen und therapeutischen Maßnahmen mitzuwirken und sie zu unterstützen) günstig. Von wesentlicher Bedeutung dabei ist das Vermitteln von realen Hoffnungen und therapeutischen Grenzen.

5. *Bedürfnis nach Achtung der Persönlichkeit*
Bei Verlust von Unabhängigkeit erhält das Bedürfnis nach Achtung der Persönlichkeit, also das Bewahren von Individualität und Würde, große Bedeutung. Gerade scheinbare Nebensächlichkeiten – wie Anrede mit dem Namen (nicht pauschal abwertend mit „Oma", grenzüberschreitendes „Du"), keine abwertende Äußerungen über Merkmale (Adipositas, psychische Auffälligkeiten), Beachten der körperlichen und seelischen Intimbereiche

(Entkleiden in Anwesenheit anderer, enthemmtes Ausfragen) – bestimmen die Beziehung zum Patienten sehr empfindlich und nachhaltig.

Gesprächsführung

Als günstiges Verhalten im Umgang mit Patienten haben sich immer wieder *drei Grundhaltungen* herausgestellt:

1. Verständnis
Dieses Verständnis beruht auf dem Sich-Einfühlen-Können in das Erleben und Verhalten des anderen (Empathie). Damit ist keineswegs das Einswerden mit dem Patienten gemeint, sondern dass sich Ärzte und Pflegende situationsangepasst zustimmend äußern oder nicht.

2. Wertschätzung
Darunter versteht man die Achtung vor der Persönlichkeit des Patienten. Neben der direkten Äußerung kommt sie vornehmlich durch die Art und Häufigkeit der Zuwendung der Pflegenden zum Patienten zum Ausdruck. Da dies oft nicht direkt verbalisiert wird, spielt hier die nonverbale Kommunikation eine große Rolle.

3. Echtheit
Mit Echtheit ist die Übereinstimmung des nonverbalen mit dem verbalen Verhalten und Handeln gemeint, also die Kongruenz von inneren und äußeren Haltungen. Dies ist im medizinischen Berufsfeld um so schwieriger, da im Allgemeinen eine weitgehend grenzenlose Hilfsbereitschaft bei gleichzeitiger Zurücksetzung persönlicher Wünsche erwartet wird. Ein pflegerisches Team bietet hier günstige Möglichkeiten, neben der Aufgabenaufteilung nach Kompetenz und Eignung auch solche persönlichen Variablen zu berücksichtigen. Nichts wirkt unechter, als Gefühle und Meinungen hinter einer berufsmäßigen Fassade zu verbergen. Die Kommunikation sollte sowohl dem Inhalt als auch der Struktur nach weg von der Lenkung und Bevormundung zur Stärkung von Eigenverantwortung und Selbstbewusstsein führen.

Folgende Aspekte sind von Bedeutung:

Nichtsprachlicher Ausdruck

- Blickkontakt
- Kopfnicken
- Bewegung der Gesichtsmuskulatur
- Gestik
- Körperhaltung und Bewegung.

Sprachlicher Ausdruck

- stimmliche Charakteristika (Tonfall, Sprechgeschwindigkeit, Lautstärke)
- minimale sprachliche Verstärker (ja, aha, hm)
- Reverbalisierung, Wiederholung von Worten, Satzteilen oder Sätzen
- Reflektieren (Widerspiegelung der empfangenen Signale).

Diese Art der Kommunikation, auch „aktives Zuhören" genannt, fördert

- *eine vertrauensvolle Beziehung.* Es entsteht ein Gefühl des Verstandenwerdens, der Verbundenheit. Man spürt einen „Draht" zum anderen.
- *offene Kommunikation über Gefühle.* Der Patient spürt, dass der andere seine Gefühle akzeptiert und offen darüber sprechen kann.
- *eine Aussprache über Probleme.* Beide können Probleme, die sie miteinander haben, ansprechen.
- *die Entschlüsselung verschlüsselter Botschaften.* An Stelle auf scheinbar zufällige Bemerkungen eines Patienten – wie z. B.: „Meinem Partner wird das nicht gefallen" – mit oberflächlichen Ratschlägen oder gut gemeinten Belehrungen zu reagieren (z. B.: „So wie ich Ihre Frau kenne ..."), kann sich im Miteinander um den Gesprächspartner und die Möglichkeit einer Identifizierung sowie Bearbeitung dahintersteckender Probleme bemüht werden. So könnte in diesem Beispiel die Angst vor Verlust von Zuwendung des Partners und auch des Pflegepersonals eine Rolle spielen.
- *Selbstreflexion.* Wer Gefühle aussprechen kann, ist eher in der Lage, sein Fühlen und Denken zu analysieren und korrigieren.

Gesprächsfördernde Verhaltensweisen
Eine emotional entspannte, vertrauensvolle und die Selbsthilfe des Patienten fördernde Beziehung zwischen Pflegenden und Patienten wird neben den pflegerischen Handlungen wesentlich durch ein patientenzentriertes Gesprächsverhalten aufgebaut. Um den Patienten für seine emotionalen und sozialen Empfindungen zu sensibilisieren, ihn zur Selbstexploration und Mitarbeit anzuregen und ihm ein Gefühl von Sicherheit zu vermitteln, sind gezielt gesprächsfördernde Verhaltensweisen anzuwenden:

- ausreden lassen
- verständliche Sprache (ohne medizinische Fachbegriffe)
- Rückmeldung geben („Ich habe Sie so verstanden, dass ...")
- anregende und offene Fragen stellen und dabei auf Emotionen, Wünsche, Erwartungen, geäußerte Konflikte achten und sie aufgreifen („Es beschäftigt Sie ...? Sie vermuten ...? Welche Meinung, Erwartung, Empfindungen haben Sie bezüglich ..?")
- Rückmelden des Verhaltens, Spiegeln der Äußerungen des Patienten als Verbalisieren von Gefühlen, Einstellungen, Wünschen
- authentisches und in der Intensität selektives Rückmelden eigenen Empfindens in umschriebenen Situationen („Ihr ablehnendes und anklagendes Verhalten ärgert mich, ich frage mich, wo dafür die Gründe liegen mögen?"; „Ja, diese Situation stimmt traurig.")
- nonverbales Verhalten (Blickkontakt, zustimmendes Lächeln, fragender oder erstaunter Blick).

Gesprächshemmende Verhaltensweisen
Bestimmte Verhaltensweisen hemmen das Gespräch und führen früher oder später zu Schwierigkeiten in der Beziehung und sollten vermieden werden:

- Gefühle abwehren („Sie brauchen keine Angst zu haben.")
- Überbesorgtheit ausdrücken („Ich werde alles tun, Ihnen zu helfen.")
- Bagatellisieren („Es ist nicht so schlimm.")
- autoritär-dogmatisch („Ich weiß, was für Sie gut ist. Sie machen jetzt mit.")

- Vorwürfe formulieren („Sie richten sich zu Grunde, weil Sie die Diät nicht einhalten.")
- allgemeine Rat-*schläge* („Sie müssen mit Rauchen aufhören.") (In jedem Rat ist eine aggressive, distanzierende Komponente enthalten: Man weiß es besser als der andere.)
- in Monologe verfallen.

Hilfreiche Fragen
Verschiedene Fragen, sich selbst gestellt oder in kollegialer Runde diskutiert, sind bei einer Beziehungsklärung hilfreich:

- Was erwartet der Patient von mir, was erwarte ich von ihm?
- Welche Gefühle und Empfindungen werden bei mir ausgelöst? Wie reagiere ich gegenüber dem Patienten? Welche Reaktion erwarte ich von mir?
- Warum spreche ich immer mehr und der Patient immer weniger?
- Welche Seiten des Patienten schätze ich, welche finde ich unsympathisch?
- An welche andere Person aus meinem Leben erinnert mich der Patient?

Antworten auf diese und ähnliche Fragen schaffen eine klarere Sicht auf die Beziehung und können so das unbemerkte Austragen von Konflikten (Agieren) verhindern und sich günstig auf die Beziehungsgestaltung auswirken.

5.9 Umgang mit konfliktreichen Situationen: vier Beispiele

Im pflegerischen Alltag treten trotz umsichtigen Bemühens in der Beziehung zum Patienten oder zu Mitarbeitern konfliktbeladene Situationen auf. In ihnen werden eigene Schwierigkeiten und Grenzen berührt. Gerade in solchen Momenten sind die eigenen Erlebens- und Verhaltensweisen oft eingeschränkt, was wiederum den Konflikt verstärken kann.
Im Umgang mit solchen Situationen ist es von großer Bedeutung, sich der häufig unbewusst ablaufenden gegenseitigen Ein-

flüsse in der Beziehung bewusst zu werden und möglicherweise darüber ins Gespräch zu kommen.
Im Folgenden wird an vier Beispielen der mögliche unbewusste Hintergrund und Umgang mit schwierigen Situationen dargestellt.

Beispiel 1
Ein 41-jähriger Mann leidet seit neun Jahren an Schüben einer chronischen myeloischen Leukämie und ist deswegen erwerbsunfähig. Vor zwei Monaten bekam er eine schwere Pneumonie, musste auf der Intensivstation behandelt werden und wurde künstlich beatmet. Im Rahmen dieser lebensbedrohlichen Entzündung wurde der Patient niereninsuffizient und gelangte nach Besserung seines Befindens auf die nephrologische Station.
Bei langsamer Besserung seines Zustandes fiel sein sehr häufiges Klingeln (insbesondere in der Nacht alle 10–20 Minuten) nach der Pflegenden mit dem Wunsch nach Absaugen des Sekretes aus dem Tracheostoma auf. Sachliche Hinweise über die Notwendigkeit und Häufigkeit des Absaugens führten nicht zur Verständigung und Verhaltensänderung. Nach einigen Tagen gingen nur noch wenige Pflegende bereitwillig zu dem Patienten, andere vermieden es bzw. zögerten das Absaugen durch Erledigen anderer Arbeiten zeitlich hinaus.
Im Teamgespräch wurde die Pflege dieses Patienten als Schwierigkeit thematisiert. Nachdem eine Pflegende von ihrem aufkommenden Ekel bei der Bronchialtoilette berichtete, stimmten weitere Pflegende zu. Sie konnten sich über dieses abstoßende Gefühl austauschen und erlebten sich übereinstimmend in ihrem Empfinden. Danach führte das Gespräch zurück zum Patienten, seine Beschwerden, sein Erkrankungsverlauf und seine momentane Situation. Dabei fiel auf, dass trotz mehrwöchigen Behandlungszeitraums wenig über den Patienten, seine Lebensgeschichte, seine Familie und seine Befindlichkeit bekannt war. Als alleinige Ursache konnte die sprachliche Behinderung durch das Tracheostoma nicht gelten. Vielmehr kam zunächst als Vermutung auf, der Patient würde sich aus Unsicherheit, Angst und Schamgefühl verschließen und stattdessen über pflegerische Handlungen im

Kontakt bleiben und sein Bedürfnis nach Zuwendung und Nähe inadäquat befriedigen, jedoch auch gleichzeitig einen direkten Austausch abwehren.
In der weiteren Diskussion erinnerte sich eine Pflegende an ein kurzes Gespräch mit dem Patienten, in dem er von seiner Ehefrau und seinen Kindern erzählte. Diese Situation gab Anlass, nach weiteren Möglichkeiten zu suchen, um den oben beschriebenen Kreislauf der Beziehungsstörung zu unterbrechen. Viele Teammitglieder entwickelten Vorstellungen, welche Formen der Zuwendung dem Patienten helfen könnten, z. B. ein interessiertes und offenes Gespräch anzubieten, länger an seinem Bett zu verweilen, die physiotherapeutischen Beübungen zu intensivieren, ihm bei Interesse Hanteln u. Ä. zum Üben zu beschaffen u. a.
Nach dieser Teambesprechung fühlten sich ein Großteil der Pflegenden erleichtert und hatten deutlichere Vorstellungen über weitere Beziehungsmöglichkeiten. Im weiteren Behandlungsverlauf entschärfte sich das Problem. Der Patient forderte seltener eine Bronchialtoilette, und seine Eigenaktivitäten und Mobilisierung nahmen deutlich zu. Er konnte in eine Rehabilitationsklinik zur weiteren Stabilisierung verlegt werden.

Beispiel 2
Bei einem 61-jährigen verheirateten Handwerker ist seit zwölf Jahren ein Diabetes mellitus bekannt. Im Beruf war er stets auf ordentliche und einwandfreie Arbeit sowie auf seine Selbstständigkeit und den Erhalt seiner Eigenbestimmung bedacht. Seit fünf Jahren ist eine zunehmende Verschlechterung der Nierenfunktion zu beobachten. Mehrere Ärzte empfahlen ihm in den letzten Monaten, sich ambulant eine AV-Fistel am Arm operieren zu lassen, da die Hämodialysebehandlung bevorstünde. Dies wies er stets zurück. Er konsultierte regelmäßig seine Ärztin, bis er im Rahmen eines fieberhaften Infektes starke Symptome der Urämie bekam und sofort ins Krankenhaus eingewiesen werden musste. Hier verhielt er sich gereizt und äußerte große Vorbehalte gegenüber allen medizinischen Maßnahmen.

Diese Vorbehalte und die Gereiztheit des Patienten beschworen zahlreiche Konflikte mit einzelnen Teammitgliedern herauf. Einige erlebten ein deutliches Bedürfnis nach Distanz: „Wenn er nicht will, warum soll ich mich beschimpfen lassen!". Der Patient äußerte seinen Ärger und seine Vorwürfe gegenüber den behandelnden Ärzten. Eine genesungsfördernde Einstellung bezüglich seiner Ängste und Schwierigkeiten mit der Abhängigkeit von der Dialyseapparatur und dem Behandlungsteam hatte der Patient zu diesem Zeitpunkt noch nicht. Es musste konsequent mit der Hämodialyse begonnen werden. Parallel erhielt der Patient in Gesprächen die Möglichkeit, über sein Befinden zu reflektieren. Auf diesem Wege wurde er zu vertiefenden Betrachtungen angeregt.
Der weitere Behandlungsverlauf gestaltete sich komplikationsfrei, und im Kontakt zum Pflegepersonal und Ärzten entwickelte sich ein kooperatives Miteinander. Die Einstellung des Patienten zu seiner Nierenerkrankung hatte sich grundlegend geändert.

Beispiel 3
Ein 27-jähriger lediger Mann muss seit drei Jahren in einem ambulanten Dialysezentrum auf Grund von Missbildungen der Harnwege und häufiger Nierenbeckenentzündungen hämodialysiert werden. An ihm gibt es einige äußerliche Auffälligkeiten: Er ist 158 cm groß, von schmächtiger Körpergestalt, wirkt jünger als sein tatsächliches Alter. Außerdem ist eine Minderintelligenz bekannt. Im Kontakt zeigt er teilweise eine herablassende, teilweise eine kindlich ungestüme bis distanzlose Art der Beziehungsgestaltung. Störend für den organisatorischen Ablauf erwies sich sein unpünktliches Erscheinen zur Behandlung, wobei er zusätzlich fordernd auftrat. Bei Konfrontation mit seinem inadäquaten Verhalten zog er sich schnell zurück.
Da der Patient innerhalb kurzer Zeit mehrfach stationär behandelt werden musste und er vor Feiertagen seinen Krankenhausaufenthalt durch dramatische Symptomschilderungen verlängern konnte, wurden die Schwierigkeiten mit ihm im Team diskutiert. Bei den Teammitgliedern kristallisierten sich

hauptsächlich drei Verhaltensweisen heraus. Einige belächelten den Patienten und ließen ihn agieren (damit „ins Leere laufen“), andere begegneten ihm mit Strenge („Ich muss ihn wie ein ungezogenes Kind behandeln.“). Dies löste wiederum von Mitleid getragenen Widerspruch aus: „Der arme Junge hat es so schwer.“
Die weitere Diskussion drehte sich um verschiedene problematische Situationen und seine soziale Isolierung. Die Station und das ambulante Dialysezentrum wurden als vermutlich einziges intaktes Sozialfeld des Patienten verstanden. Das erklärte den Aspekt der häufigen Krankenhausaufenthalte. Als günstigste Reaktionsweise im direkten Kontakt erwiesen sich anhand der Erfahrungen eine wohlwollende und begrenzende Haltung. Zusätzlich gelang es in mehreren kurzen Gesprächen, den jungen Mann für die Kontaktaufnahme mit einer psychosozialen Tagesstation zu motivieren mit dem Ziel, seine Beziehungsgestaltung zu verändern.

Beispiel 4
Eine 67-jährige verwitwete Frau blieb als Folge einer Komplikation nach einer Bypass-Operation an den Herzkranzgefäßen dialysepflichtig. Auf diese erhebliche Verschlechterung ihres Gesundheitszustandes reagierte sie depressiv. Sie verspürte trotz Hilfe zu wenig Kraft, aus dem Bett aufzustehen. Bei geringstem Anlass und bisweilen scheinbar grundlos verfiel sie in Weinen. Sie konnte nicht essen, trank nur sehr wenig und ließ sich auch durch die Pflegenden nicht zur Nahrungsaufnahme bewegen. Diese ablehnende Haltung provozierte eine Reihe von zum Teil heftigen Gefühlen bei den Pflegenden der Station – von Hilflosigkeit, Mitgefühl, Trauer bis hin zu Frustration und Ärger.
Die geschilderten Reaktionen der Pflegenden boten in der Teamsupervision den Anlass, sich über mögliche Hintergründe auszutauschen und weitere Verständnisebenen und damit andere Reaktionsmöglichkeiten zu eröffnen. Zunächst wurde die Situation der Patientin mit ihren zahlreichen Verlusten deutlich. Die Reaktion der Patientin konnte als Form der Trauer verstanden werden, wobei das depressive, teilweise

kindlich anmutende Verhalten und Rückzugsverhalten als ihr persönliches Verhaltensmuster begriffen wurde. Dies berührte einige Teammitglieder emotional so sehr, dass ein besinnendes Schweigen entstand.
Im Weiteren konnte eine Verständigung über mögliche und für die Patientin annehmbare Kontaktangebote erfolgen. Die Erwartungen der Pflegenden reduzierten sich auf kleinere Fortschritte in der Behandlung. Zurückweisungen von Beziehungsangeboten durch die Patientin erlebten die Pflegenden im weiteren Verlauf weniger als Kränkung eigener Bedürfnisse (helfen zu wollen, gebraucht zu werden).
Die Tochter der Patientin schilderte deren aktiven, helfenden Lebensstil und ihre Schwierigkeiten, jetzt selbst Hilfe annehmen zu müssen. In regelmäßigen Gesprächen konnte die Patientin ihre Trauer auch in Worte fassen. Sie fand in einem Zivildienstleistenden einen Menschen, den sie wie einen Enkel ansah und an sich band. So erhielt sie Bestätigung und Befriedigung und in gewisser Form auch einen Ersatz für eine wichtige Beziehung. Die Frau entwickelte zunehmend mehr Eigenaktivitäten und konnte in eine Rehabilitationsklinik verlegt werden.

5.10 Phasen der Verarbeitung schwerer Krankheit und Tod

Sowohl bei der Auseinandersetzung mit der Krankheitsverarbeitung als auch dem Sterben lassen sich phasenspezifische Verläufe finden, die KÜBLER-ROSS beschrieben hat. Da die Verläufe für beide Prozesse weitgehend identisch sind, haben wir folgende kurze Darstellung gewählt:

1. Phase: Leugnung und Nicht-Wahrhaben-Wollen – „Ich nicht!"

Der Patient verleugnet aus seinem Schock heraus die Tatsache der Erkrankung oder des nahen Todes. Häufig reagiert er mit Isolierung, aber auch bisweilen sehr impulsiv und unkontrolliert. Traumatisch wird es für ihn, wenn er die Diagnose zufällig erfährt und anschließend allein gelassen wird.

Hinweis
Pflegende müssen diese Abwehr und Verleugnung einerseits respektieren, zugleich aber mit dem Anteil des Patienten, der sich langsam der Wahrheit nähert, ein *Arbeitsbündnis* herstellen.

Das Erkennen dieser Phase ist insbesondere bei sich isolierenden Patienten schwierig, jedoch von herausragender Bedeutung für die weitere Therapieplanung. Eventuell ist ein Psychiater, Psychologe oder Seelsorger einzubeziehen. Einigen hilft es, durch Fürsorge ein *Gefühl der Geborgenheit* zu geben und ihnen etwas Zeit zu lassen. Insbesondere bei heftig reagierenden Patienten besteht die Gefahr der Abwertung oder der Abwertung von Persönlichkeitsanteilen, da sie „unbequem" sind.

2. Phase: Zorn und Revolte – „Warum ich?"

Der Patient empfindet vor allem *Neid* gegenüber anderen, welche ihr Leben ungestört genießen können. Da der Zorn sich auch auf andere Mitpatienten, Angehörige sowie auf Pflegende richten kann, wird diese Phase oft als unangenehmste erlebt.

Achtung
Vorsicht ist hier besonders bei Patienten ohne nach außen gerichtete Aggression geboten: Sie richten ihre Aggressionen nach innen und haben Selbstbestrafungstendenzen.

Im therapeutischen Gespräch sind gerade jene negativen Reaktionen zu thematisieren. Vorwürfe gegen das behandelnde Team können ausgesprochen werden.

Hinweis
Pflegende sollten diesen Zorn nicht allzu persönlich nehmen und möglichst nicht verärgert oder beleidigt reagieren. Günstig ist hier ein selbstbewusster, sicherer Umgang mit sich selbst und dem Patienten.

3. Phase: Verhandeln – „Vielleicht ich doch nicht!"

Der Patient versucht eine Art Handel mit dem Schicksal oder Gott, um das Unvermeidliche hinauszuschieben. Er erkennt zwar das Unausweichliche, es fällt ihm jedoch schwer, die Tatsache anzunehmen. Hier tut sich der Zwiespalt zwischen Illusion und Gewissheit auf. Häufig fragen Patienten in dieser Phase nach neuen Therapiemethoden oder meinen, in einer anderen Klinik oder mit einer moderneren Methode doch noch gesund zu werden. Sie kontrollieren die Behandlung und wirken äußerst misstrauisch. Andererseits verhalten sie sich sehr angepasst und versuchen gerade dadurch, das Schicksal milde zu stimmen. Bisweilen wenden sie sich in dieser Phase von ihrer Krankheit ab und anderen Dingen zu oder verhandeln um verbleibende Lebenszeit. Hier geraten die Behandler in Gefahr – auch und nicht zuletzt aus Bequemlichkeit oder Unsicherheit –, „falsche" Versprechen zu geben.

4. Phase: Depression und Verzweiflung – „Was bedeutet das für mich?"

Die Krankheitssymptome werden deutlicher, sodass sie kaum noch zu leugnen sind. Da diese Phase wesentlich vom körperlichen Befinden abhängt, kann sie sehr unterschiedlich ausfallen. Der Patient erlebt, dass er keine Zeit mehr hat, das bislang Versäumte nachzuholen. Aus diesem Grund besteht *Suizidgefahr.* Er nimmt Abschied von vergangenen Erlebniswelten und löst sich häufig von seinem sozialen Umfeld. Dadurch ausgelöste Traurigkeit verstärkt sich durch den bevorstehenden Abschied von nahen Bezugspersonen.
In dieser Phase haben Behandler und Angehörige viele Aufgaben zu bewältigen. Durch eine Intensivierung der Beziehungen soll dem Sterbenden der Abschied und den Angehörigen die Trauerarbeit erleichtert werden.

Hinweis
Hier können die Pflegenden durch *Beistand, Unterstützung und Zeit* sowohl für den Patienten als auch für die Angehörigen helfen, Ängste zu verbalisieren und auszuhalten. Für die Pflegenden

ist diese Phase problematisch, da es mit der eigenen Endlichkeit bzw. Verletzlichkeit konfrontiert wird.

5. Phase: Zustimmung und Annehmen – „Ja, wenn es sein muss, ich kann."

Der Patient erlebt jetzt kaum noch Zorn oder Bedrückung. Er hat sich mit dem Schicksal auseinandergesetzt, abgefunden und kann loslassen. Erstaunlicherweise sind die Patienten in dieser Phase nicht mehr depressiv oder resigniert. Häufig sind sie müde, schwach und durch die vorherigen Phasen gezeichnet, aber überraschend klarer und strukturiert. Nicht selten benötigen Angehörige mehr Hilfe als der Patient selbst. Auch hier ist es gerade wichtig, Kontakt zum Patienten zu halten und seine Wünsche zu respektieren.

Obgleich das Phasenmodell zunehmend als zu schematisch und begrifflich unscharf kritisiert wird, ist es für den praktischen Umgang recht anschaulich und gibt praktische Hilfen. Zu beachten ist, dass nicht jeder Patient alle Phasen durchläuft. Insbesondere die 5. Phase wird selten erreicht. Ebenso ist es möglich, z. B. bei chronisch Kranken, dass verschiedene Phasen mehrfach durchlaufen werden und unterschiedlich lang dauern. Im Gegensatz zur oben beschriebenen Tabuisierung von Tod und Sterben – Geburtshilfe und Neonatologie nehmen in der Ausbildung medizinischer Berufe einen viel breiteren Raum ein als die Vermittlung von Kenntnissen über Sterbeprozesse, während Pflegende in der Berufspraxis eher mit Sterbenden als mit Geburten konfrontiert werden – ist die *Hospizbewegung* um menschenwürdiges Sterben bemüht. Auf sie soll im Folgenden kurz eingegangen werden.

5.11 Auswirkungen der Pflege auf das Personal

Die pflegerische Tätigkeit dient – über die Aufgabenerfüllung der Patientenversorgung hinaus – der Existenzsicherung, Identitätsstiftung und beruflichen Erfüllung der Pflegenden. Diese sinnstiftenden Aspekte wirken sich positiv auf die Arbeit und Entwicklung der Persönlichkeit aus. Gerade in dem schwierigen Berufsfeld ist dies von Problemen und Konflikten begleitet, die oft nicht wahrgenommen oder auch verleugnet werden. Bleibt der Zustand dauerhaft oder sogar unausgesprochene Norm des Umgangs im Team, kann es zu Gesundheitsstörungen einzelner Mitarbeiter führen. Ein wichtiger Grund dafür liegt in der Spezifik des Berufsfeldes: Scheinbar fordert die *aufopferungsvolle Sorge für andere* die *völlige Zurückstellung eigener Bedürfnisse.* Hinzu kommt, dass oft ein rascher Wechsel zwischen Routinearbeit und komplexen sowie schwierigen Aufgaben im zwischenmenschlichen Bereich stattfindet. Deswegen werden in den folgenden Kapiteln die in diesem interpersonellen Raum ablaufenden Prozesse dargestellt, wobei mögliche Schwierigkeiten und Indikatoren für Störungen beschrieben und Lösungsmöglichkeiten zu ihrer Überwindung aufgezeigt werden.

Burnout und Stress

Definition

Nach SELYE werden als *Stress* psychophysiologische Affektreaktionen bezeichnet, die unspezifische Allgemeinreaktionen des Organismus auf bestimmte Belastungen darstellen. Stress bezeichnet also allgemein einen organischen Zustand, bei dem eine deutliche Abweichung vom physischen und/oder psychischen Gleichgewicht (Homoöstase) vorhanden ist. Im Ablauf unterscheidet man zwischen *Stressoren,* also Faktoren, die jene komplexen Reaktionen auslösen, und den *Stressreaktionen.*

Stressoren können verschiedenste physische, psychische bzw. psychosoziale Reize sein. Nach SELYE laufen unabhängig von der Art des Stressors die gleichen Stressreaktionen in drei Phasen ab. Vermittelt werden diese durch Aktivierung neuronaler und endokriner Systeme. Abb. 15 verdeutlicht diese Phasen des als „Allgemeines Anpassungssyndrom“ (AAS) bezeichneten Ablaufs.

1. Alarmphase:
Ausgelöst durch einen Stressor setzt eine Schockphase ein. Nach dieser meist kurzandauernden Immobilisation des Organismus

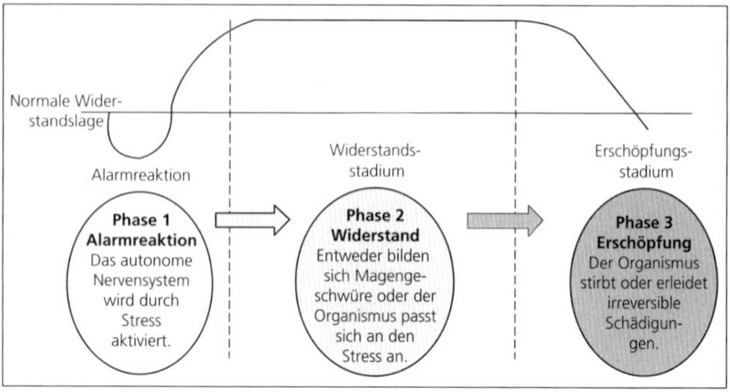

Abb. 15: Die drei Stadien des Allgemeinen Anpassungssyndroms (AAS) nach SELYE

kommt es zum Gegenschock mit vermehrter Symphatikusaktivität. Die Aktivierung in der Alarmphase mündet in die so genannte Bereitstellungsreaktion. Dem Organismus stehen drei Reaktionsmöglichkeiten zur Verfügung: Angriff, Vermeidung oder – dauert der Stressor an – der Übergang der Stressreaktion in die 2. Phase.

2. *Abwehrphase:*
In ihr werden alle körperlichen Reserven zur aktiven Überwindung der Stresssituation mobilisiert.

3. *Erschöpfungsphase:*
Reichen die bisherigen Anpassungsmechanismen nicht aus, um den Organismus zu einer adäquaten Reaktion auf den Stressor zu befähigen, kann es zu erheblichen Dysregulationen der Abwehrkräfte und schließlich zur Schädigung des Organismus kommen. Auf die Unterscheidung zwischen positiv empfundenem Stress *„Eustress"* und negativ empfundenem Stress *„Disstress"* sei hingewiesen. Trotz unterschiedlichen Erlebens führen beide zu vergleichbaren physiologischen Aktivierungen und Resultaten.

Drei Gruppen von *Stressoren* lassen sich unterscheiden:
1. *Physikalische Stimuli*
Sie beeinträchtigen die körperliche Unversehrtheit – z. B. invasive medizinische Maßnahmen.

2. *Sozialpsychologische Stressoren*
Das sind vorweggenommene Störungen der interpersonellen Beziehung, wie z. B. Angst vor Misserfolg, Angst vor aggressivem Verhalten oder Angst vor Konflikten.

3. *Aufgabenstressoren*
Sie bedrohen das Selbstkonzept durch nicht lösbar erscheinende Aufgaben sowohl im Berufsfeld als auch im Privaten – z. B. Arbeit unter großem Zeitdruck, Rollenänderung durch die Geburt eines Kindes.
Insbesondere eine Operation stört die Homöostase des Organismus. Dies nicht erst mit dem physischen Eingriff, sondern schon Tage vorher durch die Furcht des Patienten vor Schmerzen, bleibenden Körperschäden und letztlich dem Tode. Dabei ist nachgewiesen, dass die Angst den Organismus des Patienten bereits einen Tag vor der OP und während der OP zusätzlich belastet.

Burnout und Helfersyndrom

Merke
Die hohe emotionale Belastung von Pflegenden bei gleichzeitig nichterfüllbarer ethischer Forderung nach selbstlosem Helfen und fachlicher Perfektheit sind die Grundlagen der weiten Verbreitung des Burnoutsyndroms im medizinischen Bereich.

Überidealisierung durch viele Patienten, aber andererseits auch öffentliche Angriffe, Schichtdienst, Einsamkeit und Isolation sind weitere Faktoren, die den Druck auf Pflegende erhöhen und zur Entwicklung eben jener spezifisch defensiven Reaktion, dem so genannten *Burnoutsyndrom*, beitragen. Vor allem der Umgang mit chronisch Kranken angesichts eines nahen Todes, wo Heilung im engeren Sinne nicht möglich ist, und das Pendeln zwischen extremer (emotionaler) Belastung und einfacher Routinearbeit begünstigen dies.

Nephrotoxische Chemotherapeutika
Geschwindigkeit der Nierenschädigung

	sofortige Nierenschädigung	verzögerte Nierenschädigung
Cisplatin	X	X
Carboplatin	X	X
Cyclophosphamid	X	
Ifosfamid	X	
Streptozotocin		X
Semustin (Methyl-CCNU)		X bis 6 Jahre
Carmustin		X
Methotrexat	X	
Cytosin-Arabinosid	X	
5-Fluorouracil	X	
5-Azacitidin	X	
6-Thioguanin	X	
Mitomycin C		X
Mithramycin	X	
Doxorubicin	X	
Interferon	X	X

Chemotherapeutika
Dosisanpassung bei Niereninsuffizienz

	GFR 10 – 50 ml/min	GFR < 10 ml/min
Azathioprin	75	50
6-Thioguanin	50	25
6-Mercaptopurin	75	50
Bleomycin	75	50
Cisplatin	75	50
Cyclophosphamid	75	50
Thiophosphamid	50	20
Etoposid	75	50
Hydroxyharnstoff	50	20
Melphalan	75	50
Cytarabin	100	90
5-Azacytidin	50	20
Procarbazin	50	25
Methotrexat	50	0
Mitomycin C	100	75
Semustin	75	25 – 50
Mithramycin	75	50
Streptozotocin	75	50
Vincristin	100	80
Vinblastin	100	80
Adramycin	100	75
Daunorubicin	100	75
Actinomycin D	100	80

	GFR 10 – 50 ml/min	GFR < 10 ml/min
Decarbazin	75	50
Hexamethylmelamin	70	40

Angegeben sind Prozent der Dosis

Quellen und weiterführende Literatur

BALINT, M./NORELL, H. S.: Fünf Minuten pro Patient. Frankfurt: Suhrkamp 1975

BRASS, H./PHILIPP, T./SCHULZ, W.: Manuale nephrologicum. Deisenhofen: Dustri-Verlag 1994

DEUBER, H. J.: Niereninsuffizienz und Nierenersatztherapie. Stuttgart: Thieme 1995

FRANZ, H. E.: Blutreinigungsverfahren. Stuttgart: Thieme 1998

GAUS, E. et al.: Psychosomatische Gesichtspunkte bei der Behandlung der chronischen terminalen Niereninsuffizienz. In: UEXKÜLL, T. VON: Psychosomatische Medizin. Hrsg. von ADLER, R. H., 3., neubearb. und erw. Aufl. München-Wien-Baltimore: Urban & Schwarzenberg 1986, S. 1177-1202

GAUS, E. et al.: Organersatz und Transplantation. Beispiel: die Behandlung der chronischen Niereninsuffizienz. In: UEXKÜLL, T. VON: Psychosomatische Medizin. Hrsg. von ADLER, R. H. et al., 5., neubearb. u. erw. Aufl. München-Wien-Baltimore: Urban & Schwarzenberg 1996. S. 1206-1223

JONES, E. E./GERARD, H. B.: Foundations of social psychology. New York: Wiley 1967

KÜBLER-ROSS, E.: Interviews mit Sterbenden. Stuttgart: Kreuz 1972

MUTHNY, F. und Mitarbeiter: Aspekte der Lebensqualität bei verschiedenen Behandlungsverfahren der chronischen Niereninsuffizienz – ein empirischer Vergleich. In: Franz, Hans E. (Hrsg.): Blutreinigungsverfahren. Stuttgart; New York: Georg Thieme, 1990, S. 205–210

MUTHNY, F. A./BECHTEL, M./SPAETE, M.: Laienätiologie und Krankheitsverarbeitung bei schweren körperlichen Erkrankungen. In: Psychotherapie, Psychosomatik, medizinische Psychologie. 42 (1992). Stuttgart: Thieme, S. 41-53

NEUMAYER, H.-H.: Neue Medikamente in der Transplantationsmedizin. Bremen: Uni-Med 2001

RUDOLF, G.: Psychotherapeutische Medizin: ein einführendes Lehrbuch auf psychodynamischer Grundlage. Stuttgart: Enke 1993

SCHMIDTBAUER, W.: Die hilflosen Helfer. Reinbek bei Hamburg: Rowolt 1977

SELYE, H.: Geschichte und Grundzüge des Stresskonzeptes. In: NITSCH, J. R. (Hrsg.): Stress. Theorien, Untersuchungen, Maßnahmen. Bern-Stuttgart: Huber 1981

WATZLAWICK, P.: Menschliche Kommunikation. Bern-Stuttgart-Wien: Huber 1974

Stichwortverzeichnis